21世纪高职高专教材

YIYONG WULI SHIXUN JIAOCHENG

医用物理实训教程

（第3版）

主　编　李　骏

副主编　胡童宜　吴文竹　唐俊铨

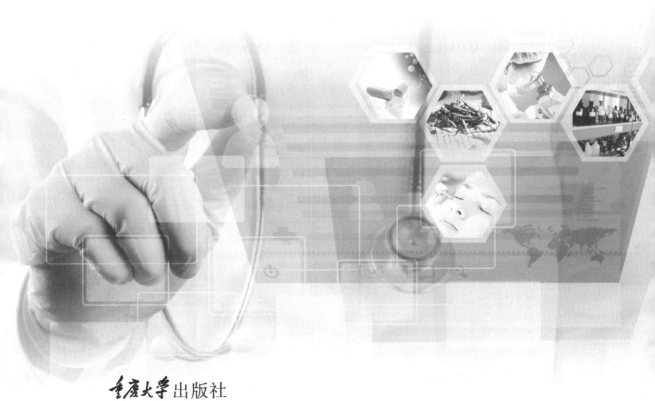

重庆大学出版社

内容提要

本书是相关医学类专业技能型人才培养实训教材之一，密切联系医药实际，注重学生的能力培养，其内容包括 16 个实训项目。通过实训项目的训练，培养学生的动手能力、分析问题和解决问题的能力。

本书供高等职业教育药学、生物制药技术、药物制剂技术、中药制药技术、药剂设备、医学检验技术、食品营养与检测、康复治疗技术、医疗美容技术、医学影像技术及高等职业本科其他相关医学类专业的学生使用。

图书在版编目(CIP)数据

医用物理实训教程／李骏主编. -- 3 版. -- 重庆：
重庆大学出版社，2023.8
ISBN 978-7-5689-4166-2

Ⅰ. ①医… Ⅱ. ①李… Ⅲ. ①医用物理学—教材
Ⅳ. ①R312

中国国家版本馆 CIP 数据核字(2023)第 157753 号

医用物理实训教程

（第 3 版）

主　编　李　骏
副主编　胡童宜　吴文竹　唐俊铨
策划编辑：杨粮菊

责任编辑：秦旖旎　　版式设计：杨粮菊
责任校对：谢　芳　　责任印制：张　策

＊

重庆大学出版社出版发行
出版人：陈晓阳
社址：重庆市沙坪坝区大学城西路 21 号
邮编：401331
电话：(023) 88617190　88617185(中小学)
传真：(023) 88617186　88617166
网址：http://www.cqup.com.cn
邮箱：fxk@ cqup.com.cn (营销中心)
全国新华书店经销
重庆正光印务股份有限公司印刷

＊

开本：787mm×1092mm　1/16　印张：7.75　字数：157 千
2010 年 9 月第 1 版　2023 年 8 月第 3 版　2023 年 8 月第 8 次印刷
印数：11 001—14 000
ISBN 978-7-5689-4166-2　定价：32.00 元

本书如有印刷、装订等质量问题，本社负责调换

版权所有，请勿擅自翻印和用本书
制作各类出版物及配套用书，违者必究

第3版前言

本实训教程为适应新时代高等职业教育、本科教育的发展需求,特别是针对党的二十大对"优质高效医疗服务""医学技术创新"和"医疗智能智造"的相关要求,让物理成为医疗技术革新的基础动力,因此新编第3版《医用物理实训教程》,同时将实训内容和教学方法与"十四五"医学相关人才培养方案紧密融合,以培养学生的逻辑思维与动手能力为目标。本书从学生发展需要出发,坚持教育教学与工匠精神和专业学习相结合的原则,强调勇于探索、精益求精,着眼于学生的创新精神和团队合作的培养。让同学掌握医用物理知识的同时,实现全方位的发展。

本书根据新版《物理学》教学标准和教学大纲,为适应新形态下线上线下教学相融合的要求,在第2版的基础上增加了1个实训项目,更新了2个实训项目,共编写了16个实训项目。同时针对数字化教材建设需要,新增了二维码资源,通过扫描书中二维码,学生可在线学习实训关键步骤的操作视频。

本书可供本专科层次药学、生物制药技术、中药制药技术、药剂设备、医学检验技术、食品营养与检测、康复治疗技术、医疗美容技术、医学影像技术、智能医疗装备技术、医疗器械及本专科医药类相关专业的学生使用。

本书由重庆医药高等专科学校李骏担任主编,胡童宜、吴文竹、唐俊铨担任副主编。具体分工如下:李骏编写绪论、实训项目二、三、五、九、十一、十四、十五、十六;胡童宜编写实训项目六、七;王婷编写实训项目一;吴文竹编写实训项目四;李文满编写实训项目八;朱帆编写实训项目十;胡方编写实训项目十二;唐俊铨编写实训项目十三。

本书在编写过程中,得到重庆医药高等专科学校基础部

1

医电教研室各位教师同仁的大力支持,在此深表谢意。

由于编者水平有限,书中难免有不妥之处,恳请读者批评指正。

编 者

2023 年 6 月

目　录

绪　论

一、物理实验的重要性和目的

众所周知,物理学是一门以实验为基础的科学。物理概念的建立以及物理定律的发现,都建立在实验的基础之上。物理实验对物理学的发展和学好物理学都是非常重要的。

二、物理实验的要求

1. 实验前

充分预习实验内容,通过预习明确实验的目的、原理、使用的仪器以及操作的主要步骤。

2. 实验中

实验时应根据实验的要求,正确使用仪器,仔细观察和测量,如实记录数据,实事求是、尊重客观事实,不以主观臆断改动实验数据。特别注意实验教师的提示和每个实验的注意事项。

3. 实验后

认真、真实写出实验报告,以便及时总结实验结果和收获,反思证明的物理原理。

三、直接测量和间接测量

在物理实验中,经常要对物理量进行测量。所谓测量,就是用各种仪器、各种方法测出各种物理量。

测量可分为直接测量和间接测量。直接从仪器上得到数据的称为直接测量。如用游标卡尺测长度,用天平测量质量,用伏特表测电压等。但有很多物理量并不能直接测量到,而是通过直接测量到的数据再进行运算和处理,间接得到被测的物理量,这种测量称为间接测量。如速度、加速度须通过测量位移和时间再进行计算而得到。

四、误差

1. 测量的误差

1）绝对误差

实验结果不可能是绝对精确的,例如,用温度计测温度,用天平称质量,测量出来的值跟其真实的值不完全一致。实验测量值 x（包括直接和间接测量值）与真实值 x_0（客观存在的准确值）之差,称为绝对误差,简称误差。

$$\Delta x = |x - x_0| \tag{0-1}$$

2）相对误差

绝对误差只能表明测量值偏离真实值有多少,但评价测量的准确性还要看绝对误差相对于真实值的偏离程度。如有两个长度分别为 50 cm 和 5 cm 的物体,测量值分别为 50.2 cm 和 5.2 cm,它们的绝对误差均为 0.2 cm,但它们的绝对误差与物体真实值（或测量值的平均值）的比值 $\frac{50.2\ \text{cm} - 50\ \text{cm}}{50\ \text{cm}} = 0.4\%$, $\frac{5.2\ \text{cm} - 5\ \text{cm}}{5\ \text{cm}} = 4\%$ 不同,即偏离真实值的程度不同,为了描述测量的这种差异,引入相对误差,即

$$E = \frac{\Delta x}{x} \times 100\% \tag{0-2}$$

2. 误差的分类

从误差来源看,误差可分为系统误差和偶然误差。

1）系统误差

系统误差是由仪器本身不精确、实验原理、方法不完善或实验环境（温度、光线、电磁场等）影响而造成的。例如，刻度不准、电表零点未调好、砝码不标准等，都会产生系统误差。

系统误差的特点是在相同条件下，多次重做同一实验时，误差总是同样地偏大或偏小，而不会出现这几次偏大另几次偏小的情况。

减小系统误差的方法一般有以下几种：

①选用精度较高的仪器。

②正确使用仪器。

③改进实验方法，设计出原理上更完善的实验。

2）偶然误差

偶然误差是由各种偶然因素对被测物理量的影响而产生的。例如，风、震动、电压的突然变化等。

偶然误差的特点是相同条件下，多次重做同一实验时，测量值有时偏大、有时偏小，且偏大或偏小的机会是均等的。因此，可以用多次测量取其平均值的方法来减小偶然误差。

3. 直接测量结果误差的表示

1）用算术平均值代表测量结果的最佳值

在相同条件下，对某物理量进行 n 次重复测量，则其算术平均值

$$\bar{x} = \frac{1}{n}(x_1 + x_2 + \cdots + x_n) = \frac{1}{n}\sum_{i=1}^{n} x_i \tag{0-3}$$

2）平均绝对误差

真实值是无法得到的，因而常用算术平均值代表真实值。对某物理量进行 n 次重复测量，则每次测量的绝对误差的算术平均值，称为平均绝对误差，即

$$\overline{\Delta x} = \frac{|x_1 - \bar{x}| + |x_2 - \bar{x}| + \cdots + |x_n - \bar{x}|}{n} = \frac{1}{n}\sum_{i=1}^{n} |x_i - \bar{x}| = \frac{1}{n}\sum_{i=1}^{n} |\Delta x_i| \tag{0-4}$$

3）平均相对误差

$$E = \frac{\overline{\Delta x}}{\bar{x}} \times 100\% \tag{0-5}$$

测量结果可表示为

$$x = \bar{x} \pm \overline{\Delta x} \tag{0-6}$$

【例 0-1】 测量某一物体的长度，共测量了 5 次。测量值为 5.61 cm、5.63 cm、5.65 cm、

5.64 cm、5.62 cm,求测量结果。

解:算术平均值

$$\bar{x} = \frac{1}{n}\sum_{i=1}^{n} x_i = \frac{1}{5}(5.61 + 5.63 + 5.65 + 5.64 + 5.62)\text{cm} = 5.63 \text{ cm}$$

平均绝对误差

$$\overline{\Delta x} = \frac{1}{n}\sum_{i=1}^{n}|\Delta x_i| = \frac{1}{5}(|5.61 - 5.63| + |5.63 - 5.63| + |5.65 - 5.63| +$$

$$|5.64 - 5.63| + |5.62 - 5.63|)\text{cm} \approx 0.01 \text{ cm}$$

平均相对误差

$$E = \frac{\overline{\Delta x}}{\bar{x}} \times 100\% = \frac{0.01}{5.63} \times 100\% \approx 0.2\%$$

测量结果表示为

$$x = \bar{x} \pm \overline{\Delta x} = (5.63 \pm 0.01)\text{cm}$$

4. 间接测量结果误差的表示

对于间接测量,因为直接测量有误差,所以代入其函数式计算所得间接测量值也必然有误差,这称为误差的传递。其误差与各直接测量误差及函数关系有关。

平均相对误差

$$E = \frac{\overline{\Delta N}}{\overline{N}} \times 100\% \tag{0-7}$$

测量结果表示

$$N = \overline{N} \pm \overline{\Delta N} \tag{0-8}$$

其中,$\overline{N}$表示待测量的算术平均值,$\overline{\Delta N}$表示待测量的平均绝对误差。

误差是可以传递的,通过计算可得出常用函数的误差传递公式,见表0-1。

表0-1　常用函数的误差传递公式

函数关系式	平均绝对误差$\overline{\Delta N}$	相对误差$E = \frac{\overline{\Delta N}}{\overline{N}} \times 100\%$
$N = x + y + \cdots$	$\overline{\Delta x} + \overline{\Delta y} + \cdots$	$\frac{\overline{\Delta x} + \overline{\Delta y} + \cdots}{\bar{x} + \bar{y} + \cdots}$
$N = x - y$	$\overline{\Delta x} + \overline{\Delta y}$	$\frac{\overline{\Delta x} + \overline{\Delta y}}{\bar{x} - \bar{y}}$

续表

函数关系式	平均绝对误差 $\overline{\Delta N}$	相对误差 $E = \dfrac{\overline{\Delta N}}{N} \times 100\%$
$N = x \times y$	$\overline{y} \cdot \overline{\Delta x} + \overline{x} \cdot \overline{\Delta y}$	$\dfrac{\overline{\Delta x}}{\overline{x}} + \dfrac{\overline{\Delta y}}{\overline{y}}$
$N = x \times y \times z$	$\overline{y} \cdot \overline{z} \cdot \overline{\Delta x} + \overline{x} \cdot \overline{z} \cdot \overline{\Delta y} + \overline{x} \cdot \overline{y} \cdot \overline{\Delta z}$	$\dfrac{\overline{\Delta x}}{\overline{x}} + \dfrac{\overline{\Delta y}}{\overline{y}} + \dfrac{\overline{\Delta z}}{\overline{z}}$
$N = x^n$	$n \, \overline{x}^{(n-1)} \cdot \overline{\Delta x}$	$n \dfrac{\overline{\Delta x}}{\overline{x}}$
$N = x^{\frac{1}{n}}$	$\dfrac{1}{n} \overline{x}^{\left(\frac{1}{n}-1\right)} \cdot \overline{\Delta x}$	$\dfrac{1}{n} \dfrac{\overline{\Delta x}}{\overline{x}}$
$N = \dfrac{x}{y}$	$\dfrac{\overline{y} \cdot \overline{\Delta x} + \overline{x} \cdot \overline{\Delta y}}{\overline{y}^2}$	$\dfrac{\overline{\Delta x}}{\overline{x}} + \dfrac{\overline{\Delta y}}{\overline{y}}$
$N = kx$	$k \cdot \overline{\Delta x}$	$\dfrac{\overline{\Delta x}}{\overline{x}}$

五、有效数字

1. 有效数字

在测量中,由仪器或量具的最小刻度线直接读出的数字称为可靠数字。在两个最小刻度线之间估计读出来的数字称为可疑数字。可靠数字加上一位可疑数字称为有效数字。例如,用毫米分度尺测量长度,读出的数字为 3.2 mm,"3"是可靠数字,"2"是可疑数字,"3.2"是有效数字。

2. 有效数字的表示

①"0"在非零数字之前不是有效数字;在非零数字之后是有效数字。如 0.003 40 m,其有效数字是 3 位。

②在非零数字后边用来表示个位、十位的零不是有效数字。如 2 500 g,只有两位有效数字。

③在进行单位变换时,有效数字的位数保持不变。如 3.010×10^5 m 是 4 位有效数字,3.010×10^2 km,3.010×10^8 mm,仍然是 4 位有效数字。

3. 有效数字的运算

①加减法:可靠数字±可疑数字=可疑数字。

【例 0-2】13.45 g 加 0.215 g,其结果有多少有效数字?

$$\begin{array}{r} 13.4\overline{5} \\ +\ \ 0.21\overline{5} \\ \hline 13.6\overline{65} \end{array}$$

结果是 $13.6\overline{7}$ g,共 4 位有效数字。

②乘除法:可靠数字×可疑数字=可疑数字;可靠数字÷可疑数字=可疑数字。

【例 0-3】14.2×5.4 有几位有效数字?

$$\begin{array}{r} 14.\overline{2} \\ \times\ \ 5.\overline{4} \\ \hline 56\overline{8} \\ +7\overline{10} \\ \hline 7\overline{6.68} \end{array}$$

结果是 $7\overline{7}$,共两位有效数字。5.4 是最少有效数字,也是两位,所以结果与最少有效数字相同。

③乘方、开方、三角函数:有效数字的位数均与测量值的有效数字位数相同。

【例 0-4】$\sqrt{25.5} \approx 5.05$,$3.25^2 \approx 10.6$

④计算结果只保留一位可疑数字,计算过程中可以保留两位可疑数字,最后根据四舍五入法舍入。

【例 0-5】$12.\overline{5} + 6.37\overline{8} - 0.23\overline{5} = 18.8\overline{8} - 0.23\overline{5} \approx 18.\overline{6}$

⑤表示东西的个数、实验的次数是准确数,它们与有效数字相乘或相除时,其结果的有效数字的位数等于参与运算的有效数字的位数。对参与运算的常数的有效数字的位数应与参与运算的有效数字最少的相同。

【例 0-6】用单摆测重力加速度,实验测得摆长 $l = 100.23$ cm,振动 100 次所用时间 $t = 200.2$ s,求重力加速度。

解:因为 周期 $$T = \frac{t}{N} = \frac{200.2}{100} \text{ s} = 2.00\overline{2} \text{ s}$$

所以 重力加速度

$$g = 4\pi^2 \frac{l}{T^2} = 4 \times 3.142^2 \times \frac{1.002\,\overline{3}}{2.002^{\overline{2}}} \text{ m/s}^2 \approx 9.87\overline{5} \text{ m/s}^{\overline{2}}$$

实训项目一
长度和密度的测量

长度和密度的测量

一、实训目标

1. 了解游标卡尺、螺旋测微器、电子天平的构造及原理;
2. 学会正确使用游标卡尺和螺旋测微器;
3. 学会正确使用电子天平。

二、实训器材

游标卡尺、螺旋测微器、电子天平、金属圆柱体、金属杯、金属片、金属细丝。

三、实训原理

1. 测量圆柱体的密度

圆柱体的体积 $$V = \pi r^2 h = \frac{\pi d^2 h}{4}$$

圆柱体的密度 $$\rho = \frac{4m}{\pi d^2 h}$$

2. 测量工具

1）游标卡尺

游标卡尺是一种测量长度的量具,如图 1-1 所示。它由下测脚 AB、上测脚 A_1B_1、主尺、游标尺和尾杆等组成。下测脚 AB 测量外径和厚度;上测脚 A_1B_1 测量内径;尾杆测量深度;紧固螺钉可将游标尺固定在主尺上。

常用的游标卡尺有分度值为 0.1 mm、0.02 mm、0.05 mm 等多种规格。下面以分度值 0.1 mm 的游标卡尺为例,介绍游标卡尺的测量原理。

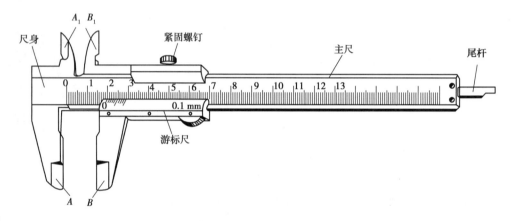

图 1-1 游标卡尺

规格是 0.1 mm 的游标卡尺,主尺上的最小分度值为 1 mm,游标尺是将 9 mm 的长度分为 10 等分,每一等分的长度为 0.9 mm,与主尺上的最小分度相差 0.1 mm,如图 1-2 所示。

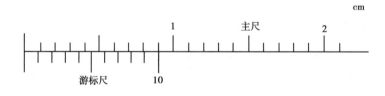

图 1-2

当游标卡尺的下测脚 AB 闭合时,游标卡尺上只有零刻线和最后一条刻线分别与主尺的零刻线和第 9 条刻线重合外,其他各条刻线的位置均不与主尺上的刻线重合,如图 1-2 所示。

若在游标卡尺的下测脚 AB 之间放一厚度为 0.1 mm 的薄片,则游标尺就向右移 0.1 mm,这时游标上第 1 条刻线就与主尺上的第 1 条刻线重合。若在游标卡尺的下测脚 AB 之间放一厚度为 0.2 mm 的薄片时,则游标上的第 2 条刻线就和主尺上第 2 条刻线重合。以此类推,只要被测薄片的厚度不到 1 mm,游标上的第 n 条刻线与主尺上的刻线重合,则被测薄片的厚度就是 0.1 mm 的 n 倍。这种游标的分度值为 0.1 mm。

因为游标卡尺的下测脚 AB 之间的距离,总是等于游标上的零刻线与主尺上零刻线间的距离,所以在测量大于 1 mm 的长度时,被测值的整数部分从游标的零刻线前的主尺上读出,小数部分从游标上读。例如,在图 1-3 中,被测物长度的整数部分,从主尺上读数为 33 mm,其小数部分从游标上读,这时,正好是游标上第 7 条刻线与主尺的一条刻线重合,其值为 0.1 mm × 7 = 0.7 mm,所以被测物的长度为 33.7 mm。

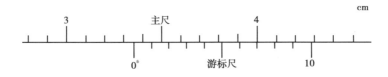

图 1-3

游标卡尺的读数方法可以归纳为一个公式。设游标卡尺的分度值为 y mm。测量时,游标零刻线在主尺上 k mm 刻线的右侧,但不到 $(k+1)$ mm,游标上第 n 条刻线与主尺上某一条刻线重合,这时被测物体的长度为

$$L = k + ny \tag{1-1}$$

对于常用的其他规格的游标卡尺的读数方法也遵循式(1-1)。

2)螺旋测微器(又称千分尺)

螺旋测微器是一种精密测量物体长度的仪器。其结构如图 1-4 所示,测砧 A 和固定刻度 B 被固定在尺架 C 上,测微螺杆 F、微分筒(可动刻度)E、旋钮 D 和微调旋钮 D' 连在一起,通过精密螺纹套在固定刻度 B 上。

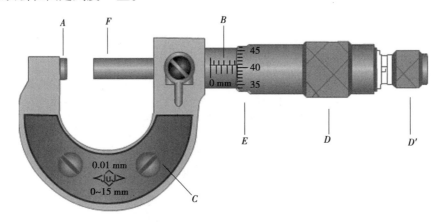

图 1-4　螺旋测微器

螺旋测微器的螺纹间距是 0.5 mm,即旋钮每转一周,测微螺杆 F 前进或后退 0.5 mm。可动刻度将 0.5 mm 分成 50 等分,每一等分表示 0.01 mm,即可动刻度的分度值为 0.01 mm。当测微螺杆 F 和测砧 A 接触时,可动刻度 E 的零点恰好跟固定刻度 B 的零点重合。在测量时,测微螺杆 F 向右移动的距离等于被测物体的长度。读数方法如图 1-5 所示,图 1-5(a)的

半毫米刻度线没有露出,其读数是 1.283 mm;而图 1-5(b)的半毫米刻度线已露出,其的读数是 1.783 mm;图 1-5(c)的读数为 1.780 mm。

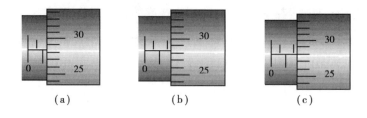

(a)   (b)   (c)

图 1-5 螺旋测微器的读数方法

注意事项:

①在使用螺旋测微器时,当测微螺杆 F 快靠近被测物体时,应停止使用旋钮 D,改用微调旋钮 D',避免产生过大的压力,这样既能使测量结果精确,又能保护螺旋测微器。

②在读数时,要注意固定刻度尺上表示半毫米的刻线是否已经露出。

③当测砧和测微螺杆并拢时,可动刻度的零点与固定刻度的零点不相重合,将有零误差,应加以修正,即测量值等于读数减去零误差。

3)YP1002N 电子天平

(1)主要技术数据。

该电子天平的称量范围 0~1 000 g;实际分度值 10 mg,去皮范围 0~1 000 g;电源 220 V,50 Hz。

(2)主要部件。

YP1002N 电子天平主要由电源、电阻应变片传感器、放大器、A/D(模/数)转换器、微处理器、显示器、键盘和控制电路等组成。其外形如图 1-6 所示。

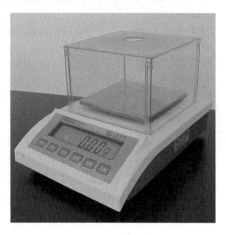

图 1-6 电子天平

"开机"键　在通电状态下,只要轻按一下"开机"键,天平显示其型号1002N,然后显示称量模式0.000 g。

"关机"键　关闭显示器,若长期不用,应拔掉电源。

"单位"键　单位转换键。只要轻按一下"单位"键,就改变一种单位。在转换单位的情况下,长按"单位"键不小于15 s,再放开可直接返回到g显示状态。

"计件"键　计件校准键。本天平具有计件数功能,所计样品数10～200(均为10的倍数)。轻按一下"计件"键,显示"100",并闪烁,按一下"校准"键,样品的设定数增加10,若按一下"去皮"键,样品的设定数减少。样品数设定好后,即可放上设定的样品数,10左右即显示件数值。

"校准"键　校准天平。若长时间存放,位置变动,环境变化,为了获得精确测量,在称量前,都应进行校准操作。校准操作的步骤:开机后,待天平工作稳定后,轻按"去皮"键,天平清零;再轻按"校准"键,显示"C 500"并闪烁,然后将校准砝码放在天平盘的中央,等待约10 s,显示"500.00 g",即可进行称量操作。

"去皮"键　清零,去皮键。若在天平秤盘中放50.21 g称量瓶,然后轻按"去皮"键,天平显示"0.00 g";若拿去称量瓶,则显示"－50.21 g",再轻按"去皮"键,天平清零,显示"0.00 g"。

(3)原理。

电子天平是采用电磁力平衡的原理,应用现代电子技术设计而成的。它是将秤盘与通电线圈相连接,置于磁场中,当被称物置于秤盘后,因重力向下,线圈上就会产生一个与重力大小相等、方向相反的电磁力,这时传感器输出电信号,其电流大小与被称物体的重力大小成正比。其电信号经放大后,再通过A/D转换,经微处理器运算、最后由数字显示器将被称物品的质量显示出来。

(4)使用方法。

①准备。

a.将天平放置在水平稳定的工作台上,避免振动、气流、阳光直射和剧烈的温度波动。

b.安装秤盘,调节天平的水平调节脚,使气泡位于水准器的中心。

c.核对电源电压是否与天平所需电压一致。

d.开机预热30 min,使天平处于工作状态。

②校准天平。

a.轻按"去皮"键,天平显示"0.00 g"。

b.按"校准"键,天平显示"C 500"并闪烁。

c.将校准砝码放在天平盘的中央。然后等待约 10 s,显示"500.00 g",此时,移去砝码后,天平显示回零,即可进行称量操作。如果天平不回零,则重新进行校准。

③称量。

a.称量法称量固体物体的质量。将样品放在称盘上,显示值即为物品的质量。待数字稳定后记录称量结果。

b.称量粉末样品的质量。将称量瓶放在天平称盘上,显示其质量值,轻按"去皮"键,天平显示 0.00 g。向称量瓶中加粉末样品,显示粉末的质量值。

④取样品。

注意取样品时,切勿将样品散落在天平内。

⑤关机。

轻按"关机"键,关闭显示器,若长期不用,应拔掉电源。

注意事项:

①使用过程中应保持天平室的清洁,勿使样品撒落入天平室内。

②在遇到下列情况之一时天平必须校准:

a.首次使用天平称量之前;

b.天平改变安放位置之后。

③被称物体的质量不超过天平的最大称量值,否则将损坏天平。

④注意防潮,定期检查干燥剂。

思政小窗口

　　本实验需要测试一些尺寸很小的物体,从而学习精密测量的方法和工具。在对尺寸很小的结构进行测试的过程中,要抱着精益求精的态度去测试参数,比如可以通过多次测量、测量仪器初始化调节,仔细校准零点读数。这样才能获得比较精准的测量数据。

四、实训内容及步骤

①仔细观察游标卡尺以及螺旋测微器的构造,熟悉其使用方法。检查是否有零误差,如有请记录其读数。

②用游标卡尺测量金属圆柱体的高度和直径各 3 次,测量直径时,每次的测量方位互为 120°。将数据填入表 1-1 中。

③用电子天平测出金属圆柱体的质量,将数据填入表 1-1 中。

④用螺旋测微器测量细丝的直径 3 次,将数据记录入表 1-2 中。

⑤用测微器测薄片的厚度 3 次,将数据记录入表 1-2 中。

五、数据记录与分析

1. 测量数据

表 1-1　测量金属圆柱体的直径、高度和质量

项目 数据 次数	直　　径			高			质　　量	
	测量值 d' /cm	修正值 $d = d' - D_0$ /cm	绝对误差 $\Delta d = d - \bar{d}$ /cm	测量值 h' /cm	修正值 $h = h' - D_0$ /cm	绝对误差 $\Delta h = h - \bar{h}$ /cm	测量值 m' /g	绝对误差 $\Delta m = m - \bar{m}$ /g
1								
2								
3								
平均值		$\bar{d} =$	$\overline{\Delta d} =$		$\bar{h} =$	$\overline{\Delta h} =$	$\bar{m} =$	$\overline{\Delta m} =$

游标卡尺的零误差 $D_0 =$ _____

表 1-2　测量金属丝的直径和金属片的厚度

项目 数据 次数	金属丝的直径			金属薄片的厚度		
	测量值 d' /mm	修正值 $d = d' - D_0$ /mm	绝对误差 $\Delta d = d - \bar{d}$ /mm	测量值 L' /mm	修正值 $L = L' - D_0$ /mm	绝对误差 $\Delta L = L - \bar{L}$ /mm
1						
2						
3						
平均值		$\bar{d} =$	$\overline{\Delta d} =$		$\bar{L} =$	$\overline{\Delta L} =$

螺旋测微器的零误差 $D_0 =$ _____

2. 计算

圆柱体密度的平均值　$\bar{\rho} = \dfrac{4\,\bar{m}}{\pi\,\bar{d}^2\bar{h}} =$ _____

平均相对误差　$E = \dfrac{\overline{\Delta m}}{m} + \dfrac{\overline{\Delta h}}{h} + 2\dfrac{\overline{\Delta d}}{d} = $ _____

平均绝对误差　$\overline{\Delta \rho} = \bar{\rho} \cdot E = $ _____

测量结果：

（1）圆柱体的密度　$\rho = \bar{\rho} \pm \overline{\Delta \rho} = $ _____

（2）金属丝的直径　$d = \bar{d} \pm \overline{\Delta d} = $ _____

（3）金属薄片的厚度　$L = \bar{L} \pm \overline{\Delta L} = $ _____

六、思考题

1. 你所用的游标卡尺的分度值是多少？用该游标卡尺测量物体的长度时，有几位有效数字？

2. 用螺旋测微器测薄片的厚度时，有几位有效数字？

实训项目二
液体黏滞系数的测定

液体黏滞系数的测定

一、实训目标

1. 了解奥氏黏度计的结构及原理；
2. 学会用奥氏黏度计测定液体的黏滞系数；
3. 了解温度计、秒表的使用。

二、实训器材

奥氏黏度计、酒精、蒸馏水、烧杯、温度计、秒表、移液管、橡皮球等。

三、实训原理

设黏滞系数为 η、密度为 ρ 的液体，在长度为 L，半径为 r 的竖直均匀毛细管中做稳定流动。若流过毛细管液体的体积为 V，需要的时间为 t，毛细管两端液体的压强差为 Δp，由泊肃叶定律可得其流量

$$Q = \frac{V}{t} = \frac{\pi \cdot r^4 (\Delta p + \rho g L)}{8 \eta L} \tag{2-1}$$

$$\eta = \frac{\pi \cdot r^4 (\Delta p + \rho g L) \cdot t}{8 V L} \tag{2-2}$$

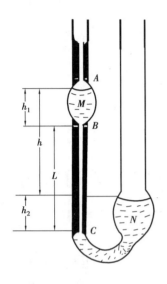

图 2-1　奥式黏度计

若将 L、r、V、Δp、t 代入式(2-2)，可算出流动液体的黏滞系数 η，但是由于 L、r、V、Δp 都难以准确测量，因此可用间接比较法，用奥氏黏度计来测定。

间接比较法是实验中常用的一种基本方法。所谓用间接比较法，就是控制某些量相同，利用公式约去相同的量，只需测定少数物理量，通过简单计算，就能得到测量结果的方法。下面介绍用间接比较法测量液体黏滞系数的原理。

在图 2-1 所示的奥氏黏度计中，注入体积为 V_0 的液体，用橡皮球将液体吸到 M 泡的 A 刻痕之上，在重力的作用下，液体由 M 泡经毛细管流到 N 泡。随着 M 泡内液面的下降，N 泡内液面上升，M、N 两泡内液面的高度差 h 将发生变化。h 与注入奥氏黏度计的液体体积 V_0 和流过毛细管的液体 V 有关，即 h 是 V_0 和 V 的函数。

设毛细管两端液体的压强差为 Δp，流速为 v，由伯努利方程可得

$$p_B = p_0 + \rho \cdot g \cdot h_1 - \frac{1}{2}\rho \cdot v^2$$

$$p_C = p_0 + \rho \cdot g \cdot h_2 - \frac{1}{2}\rho \cdot v^2$$

于是

$$\Delta p = p_B - p_C$$

$$\Delta p = \rho \cdot g(h_1 - h_2) = \rho \cdot g(h - L) \tag{2-3}$$

因为 h 是变量，所以毛细管中液体不是稳定流动，因此式(2-1)不能直接应用，但对某一瞬间适用。若在 $\mathrm{d}t$ 的时间内，流过毛细管的液体的体积为 $\mathrm{d}V$，由式(2-1)、式(2-3)可得

$$\frac{\mathrm{d}V}{\mathrm{d}t} = \frac{\pi r^4 \rho g h(V_0、V)}{8\eta L}$$

$$\frac{\mathrm{d}V}{h(V_0、V)} = \frac{\pi r^4 \rho g \mathrm{d}t}{8\eta L}$$

$$\int_V^0 \frac{\mathrm{d}V}{h(V_0、V)} = \int_0^t \frac{\pi r^4 \rho g \mathrm{d}t}{8\eta L} = \frac{\pi r^4 \rho g t}{8\eta L} \tag{2-4}$$

由式(2-4)可知，对已知黏滞系数为 η_1 的标准液和待测黏滞系数为 η_2 的液体，只要 V_0 和 V 相同，其积分相等，所以

$$\frac{\pi r^4 \rho_1 g t_1}{8\eta_1 L} = \frac{\pi r^4 \rho_2 g t_2}{8\eta_2 L}$$

$$\eta_2 = \frac{\rho_2 t_2}{\rho_1 t_1} \cdot \eta_1 \tag{2-5}$$

式(2-5)就是用间接比较法,计算液体黏滞系数的公式。测量时应控制注入的标准液(蒸馏水)和待测液(乙醇)的体积都为 V_0,让体积为 V 的蒸馏水和乙醇(A 刻痕到 B 刻痕的液体)分别流过同一根毛细管,即控制 V_0、V、L、r 都相同。从实验中测出 t_1、t_2,然后将附表中查出的 η_1、ρ_1、ρ_2 代入式(2-5)即可算出乙醇的黏滞系数 η_2。

> **思政小窗口**
>
> 在实验过程中,要用到许多玻璃制品的测试器具,奥氏黏度计是本次实验的重要测试工具,也是比较脆弱的玻璃制品,如果使用不规范就会造成损坏甚至破碎。因此需要学生仔细观察老师的操作规范,在认真观摩的基础上,胆大心细,充分发挥自己的动手能力。

四、实训内容及步骤

(1)熟悉奥氏黏度计和秒表的使用。

(2)用蒸馏水洗涤奥氏黏度计。

用移液管将 3 mL 左右的蒸馏水,注入奥氏黏度计,用橡皮球将蒸馏水吸到 A 刻痕之上,清洗奥氏黏度计 3 次,然后将蒸馏水倒出并甩干。

(3)测量蒸馏水的温度。

用温度计测量蒸馏水的温度,将其记录在实训表 2-1 中。

(4)测量蒸馏水流过毛细管的时间 t_1。

用移液管取 8 mL 蒸馏水,注入奥氏黏度,用橡皮球缓慢地把蒸馏水吸到 M 泡的 A 刻痕之上(注意勿将液体吸入橡皮管中),然后让液体从 M 泡经毛细管自然流入 N 泡中。当液面流经 A 刻痕时启动秒表,液面流经 B 刻线时停止秒表。读出蒸馏水流过毛细管的时间 t_1,并将其记录在表 2-1 中,然后再测 2 次。

表 2-1　测量数据

项目 数据 次数	温　度		蒸馏水		乙　醇	
	蒸馏水 T_1/℃	乙醇 T_2/℃	时间 t_1/s	绝对误差 Δt_1/s	时间 t_2/s	绝对误差 Δt_2/s
1						
2						
3						
平均值			$\overline{\Delta t_1} =$		$\overline{\Delta t_2} =$	

（5）用乙醇洗涤奥氏黏度计。

将蒸馏水从奥氏黏度计中倒出，用移液管取 3 mL 左右乙醇，重复步骤 2 清洗奥氏黏度计。

（6）测量乙醇的温度，将其记录在表 2-1 中。

（7）测量乙醇流过毛细管的时间 t_2。

重复步骤 4 的操作，测 3 次乙醇流过毛细管的时间 t_2。

注意事项：

①在测量时，为了保证测量的准确，应控制注入奥氏黏度计的蒸馏水和乙醇的体积相等，都为 8 mL。

②请勿将液体吸入橡皮管中，毛细管应保持在竖直位置，黏度计的液体中不能有气泡。

③注意爱护仪器，按秒表时，不能用力过大，以免损坏秒表。

五、数据记录与分析

①当在表 2-2 和表 2-3 中不能查得合适的 η_1、ρ_1、ρ_2，可用内插法求得其值。

【例 2-1】 求 21.6 ℃ 的水的黏滞系数。可先查表找出 21 ℃ 和 22 ℃ 的黏滞系数，即 $\eta_{21} = 9.78 \times 10^{-4}$ Pa·s，$\eta_{22} = 9.55 \times 10^{-4}$ Pa·s，则 21.6 ℃ 的水的黏滞系数

$$\eta_{21.6} = \eta_{21} + 0.6(\eta_{22} - \eta_{21})$$
$$= 9.78 \times 10^{-4} + 0.6 \times (9.55 - 9.78) \times 10^{-4}$$
$$= 9.64 \times 10^{-4} (\text{Pa·s})$$

②计算乙醇的平均黏滞系数 η_2：

用蒸馏水的平均温度 $T_1 = $ _____ ℃，查表得 $\rho_1 = $ _____ kg/m^3，$\eta_1 = $ _____ Pa·s

用乙醇的平均温度 $T_2 = $ _____ ℃，查表得 $\rho_2 = $ _____ kg/m^3。

将以上数据代入式（2-5）可得

$$\overline{\eta_2} = \frac{\rho_2}{\rho_1} \frac{\overline{t_2}}{\overline{t_1}} \cdot \eta_1 = \underline{\qquad} \text{ Pa·s}$$

③计算误差：

a. 相对误差 $E = \dfrac{\overline{\Delta t_1}}{t_1} + \dfrac{\overline{\Delta t_2}}{t_2}$

b. 绝对误差 $\overline{\Delta \eta_2} = E \cdot \overline{\eta_2} = \underline{\qquad}$ Pa·s

④测量结果：

$$\eta_2 = \overline{\eta_2} \pm \overline{\Delta \eta_2} = \underline{\qquad} \text{ Pa·s}$$

六、思考题

1. 乙醇的黏滞系数怎样随温度变化？

2. 用间接比较法有哪些优点？测定液体的黏滞系数，应控制哪些量相同？

3. 如果在测量中奥氏黏度计不处于竖直位置，对测量结果是否会产生影响，为什么？

表 2-2　水和乙醇的密度 $\rho/(\times 10^3 \, \text{kg} \cdot \text{m}^{-3})$

温度/℃	水	乙　醇	温度/℃	水	乙　醇
0	0.999 84	0.806	20	0.998 21	0.789
5	0.999 97	0.802	21	0.998 00	0.788
10	0.999 70	0.798	22	0.997 78	0.787
11	0.999 61	0.797	23	0.997 54	0.786
12	0.999 50	0.796	24	0.997 30	0.786
13	0.999 38	0.795	25	0.997 05	0.785
14	0.999 25	0.795	26	0.996 79	0.784
15	0.999 10	0.794	27	0.996 52	0.784
16	0.998 95	0.793	28	0.996 24	0.783
17	0.998 78	0.792	29	0.995 95	0.782
18	0.998 60	0.791	30	0.995 65	0.781
19	0.998 40	0.790			

表 2-3　水和乙醇的黏滞系数 $\eta/(\times 10^{-3} \text{Pa} \cdot \text{s})$

温度/℃	水	乙　醇	温度/℃	水	乙　醇
0	1.787	1.785	21	0.978	1.188
10	1.307	1.451	22	0.955	1.186
15	1.139	1.345	23	0.933	1.143
16	1.109	1.320	24	0.911	1.123
17	1.081	1.290	25	0.890	1.103
18	1.053	1.265	30	0.798	0.991
19	1.027	1.238	40	0.653	0.823
20	1.002	1.216			

实训项目三
测定刚体的转动惯量

测定刚体的转动惯量

一、实训目标

1. 理解测量转动惯量的原理；

2. 学会用三线摆法测定刚体的转动惯量；

3. 了解刚体转动惯量大小的影响因素；

4. 验证转动惯量的平行轴定理。

二、实训器材

新型转动惯量测定仪平台、米尺、游标卡尺、计数计时仪、水平仪，样品为圆盘、圆环及圆柱体3种。

三、实训原理

转动惯量是刚体转动惯性的量度。刚体对某轴的转动惯量的大小，除与刚体的质量有关外，还与转轴的位置和质量的分布有关。正确测量刚体的转动惯量，在工程技术中有着十分重要的意义。如正确测定炮弹的转动惯量，对炮弹命中率有着不可忽视的作用。机械装置中飞轮的转动惯量大小，直接对机械的工作有较大影响。有规则刚体的转动惯量可以通过计算求得,但对几何形状复杂的刚体,计算则相当复杂,而用实验方法测定,就简便得多,三线扭摆就是通过扭转运动测量刚体转动惯量的常用装置之一。

本实验采用新型转动惯量测定仪测定转动惯量。如图3-1所示,该仪器采用激光光电传感器与计数计时仪相结合,测定悬盘的扭转摆动周期。计数计时仪具有记忆功能,从悬盘扭转摆动开始直到设定的次数为止,均可查阅相应次数所用的时间,特别适合实验者深入研究和分析悬盘振动中等周期振动及周期变化情况。仪器直观性强,测量准确度高。图3-2为实验装置结构图。

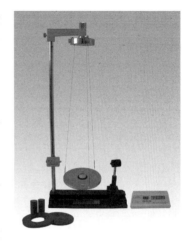

图3-1 新型转动惯量实验装置

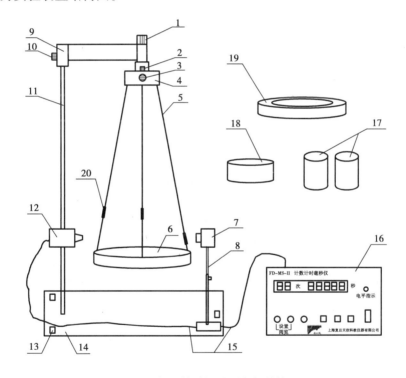

图3-2 新型转动惯量测定仪结构图

1. 启动盘锁紧螺母;2. 摆线调节锁紧螺栓;3. 摆线调节旋钮;4. 启动盘;

5. 摆线(其中一根线挡光计时);6. 悬盘;7. 光电接收器;8. 接收器支架;

9. 悬臂;10. 悬臂锁紧螺栓;11. 支杆;12. 半导体激光器;13. 调节脚;14. 导轨;

15. 连接线;16. 计数计时仪;17. 小圆柱样品;18. 圆盘样品;19. 圆环样品;20. 挡光标记

三线摆是将一个匀质圆盘,以等长的3条细线对称地悬挂在一个水平的小圆盘下面构成的。每个圆盘的3个悬点均构成一个等边三角形。如图3-3所示,当底圆盘 B 调成水平,三线等长时,B 盘可以绕垂直于它并通过两盘中心的轴线 O_1O_2 做扭转摆动,扭转的周期与下圆盘(包括其上物体)的转动惯量有关,三线摆法正是通过测量它的扭转周期去求已知质量物体的转动惯量。

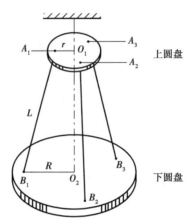

图 3-3 三线摆结构图

由节末【附】公式(3-1)的推导可知,当摆角很小,三悬线很长并等长,悬线张力相等,上下圆盘平行,且只绕 O_1O_2 轴扭转的条件下,下圆盘 B 对 O_1O_2 轴的转动惯量 J_0 为

$$J_0 = \frac{m_0 gRr}{4\pi^2 H}T_0^2 \qquad (3\text{-}1)$$

式中　m_0——下圆盘 B 的质量;

　　　r 和 R——为上圆盘 A 和下圆盘 B 上线的悬点到各自圆心 O_1 和 O_2 的距离(注意 r 和 R 不是圆盘的半径);

　　　H——两盘之间的垂直距离;

　　　T_0——下圆盘扭转的周期。

若测量质量为 m 的待测刚体对于 O_1O_2 轴的转动惯量 J,只需将待测刚体置于圆盘上,设此时扭转周期为 T,对于 O_1O_2 轴的转动惯量

$$J_1 = J + J_0 = \frac{(m + m_0)gRr}{4\pi^2 H}T^2 \qquad (3\text{-}2)$$

于是得到待测刚体对于 O_1O_2 轴的转动惯量

$$J = \frac{(m + m_0)gRr}{4\pi^2 H}T^2 - J_0 \qquad (3\text{-}3)$$

式(3-3)表明,各刚体对同一转轴的转动惯量具有相叠加的关系,这是三线摆方法的优点。为了减小测量误差,放置待测刚体时,要使其质心恰好和下圆盘 B 的轴心重合。

本实验还可验证平行轴定理。如把一个已知质量的小圆柱体放在下圆盘中心,质心在 O_1O_2 轴,测得其直径 $D_{小柱}$,由公式 $J_2 = \dfrac{1}{8}mD_{小柱}^2$ 算得其转动惯量 J_2;然后把其质心移动距离

d,为了不使下圆盘倾翻,用两个完全相同的圆柱体对称地放在圆盘上,如图 3-4 所示。设两圆柱体质心离开 O_1O_2 轴距离均为 d(即两圆柱体的质心间距为 $2d$)时,它们对于 O_1O_2 轴的转动惯量为 J_2',设一个圆柱体质量为 M_2,则由平行轴定理可得

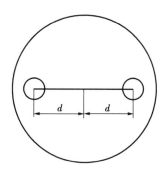

图 3-4

$$J_2' = 2(J_2 + M_2d^2) \tag{3-4}$$

$$M_2d^2 = \frac{J_2'}{2} - J_2 \tag{3-5}$$

由此算出的 d 值和用长度器实测的值比较,在实验误差允许范围内两者相符的话,就验证了转动惯量的平行轴定理。

> **思政小窗口**
>
> 　　本实训的原理突破了转动惯量理论知识仅适用于理想模型的束缚,从实际出发巧妙地将三线扭摆的转动周期与刚体的转动惯量结合起来,从而达到测试实验参数的目的。结合实验原理这一教学点鼓励学生在研究问题中要拓展思路,勇于创新,提高自身的科学素养,在遇到困难时灵活变通、寻找新的突破点。

四、实训内容及步骤

1. 调节仪器

(1)调节三线摆。

①调节上盘(启动盘)水平。

将圆形水平仪放到旋臂上,调节底板调节脚,使其水平。

②调节下悬盘水平。

将圆形水平仪放至悬盘中心,调节摆线锁紧螺栓和摆线调节旋钮,使悬盘水平。

(2)调节激光器和计时仪。

①先将光电接收器放到一个适当位置,后调节激光器位置,使其和光电接收器在一个水平线上。此时可打开电源,将激光束调整到最佳位置,即激光打到光电接收器的小孔上,计数计时仪右上角的低电平指示灯状态为暗。注意此时切勿直视激光光源。

②再调整启动盘,使一根摆线靠近激光束(此时也可轻轻旋转启动盘,使其在5°内转动起来)。

③设置计时仪的预置次数(20或者40,即半周期数)。

计数器的使用:将主机后面板的航空插座与操作平台上的光电接收器上的航空插头相连接。仪器上的接线柱仅备用,+5 V也可作电源(5 V,0.5 A),GND是接地,IN是触发信号输入端,可与传感器输出端相连。打开电源,预置计数值,此时计数显示屏上将显示设定值,仪器处于等待状态,仪器右上角的低电平指示灯为暗状态(使用在激光光电传感器上时,等待状态为暗,每接收到一个触发信号,低平指示灯就亮一次;用在其他传感器上时,此灯等待状态为亮,接收到一个触发信号,低平指示灯就暗一次),接收到触发信号后,计数计时仪开始计时。

2. 数据测量

(1)测量下悬盘的转动惯量 J_0。

①在图3-5中,利用 $r = \frac{\sqrt{3}}{3}a$ 算出上、下圆盘悬点到盘心的距离 r 和 R,用游标卡尺测量悬盘的直径 D_1。

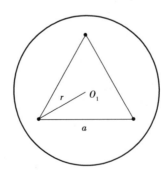

图3-5

②用米尺测量上、下圆盘之间的距离 H。

③测量悬盘的质量 M_0。

④测量下悬盘摆动周期 T_0，为了尽可能消除下圆盘的扭转振动之外的运动，三线摆仪上圆盘 A 可方便地绕 O_1O_2 轴做水平转动。测量时，先使下圆盘静止，然后转动上圆盘，通过 3 条等长悬线的张力使下圆盘随着做单纯的扭转振动。轻轻旋转启动盘，使下悬盘做扭转摆动（摆角小于 5°），记录 10 或 20 个周期的时间。

⑤算出下悬盘的转动惯量 J_0。

（2）测量悬盘加圆环的转动惯量 J_1。

①在下悬盘上放上圆环并使它的中心对准悬盘中心。

②测量悬盘加圆环的扭转摆动周期 T_1。

③测量并记录圆环质量 M_1，圆环的内、外直径 $D_内$ 和 $D_外$。

④算出悬盘加圆盘的转动惯量 J_1，圆环的转动惯量 J_{M_1}。

（3）测量悬盘加圆盘的转动惯量 J_3。

①在下悬盘上放上圆盘并使它的中心对准悬盘中心。

②测量悬盘加圆盘的扭转摆动周期 T_3。

③测量并记录圆盘质量 M_3，直径 $D_{圆盘}$。

④算出悬盘加圆盘的转动惯量 J_3，圆盘的转动惯量 J_{M_3}。

（4）圆环和圆盘的质量接近，比较它们的转动惯量，得出质量分布与转动惯量的关系。将测得的悬盘、圆环、圆盘的转动惯量值分别与各自的理论值比较，算出百分误差。

（5）验证平行轴定理。

①将两个相同的圆柱体按照下悬盘上的刻线，对称的放在悬盘上，相距一定的距离 $2d = D_槽 - D_{小柱}$。

②测量扭转摆动周期 T_2。

③测量圆柱体的直径 $D_{小柱}$，悬盘上刻线直径 $D_槽$ 及圆柱体的总质量 $2M_2$。

④算出两圆柱体质心离开 O_1O_2 轴距离均为 d（即两圆柱体的质心间距为 $2d$）时，它们对于 O_1O_2 轴的转动惯量 J_2'。

⑤由公式 $J = \dfrac{1}{8}mD^2$ 算出单个小圆柱体处于轴线上并绕其转动的转动惯量 J_2。

⑥由公式（3-5）$md^2 = \dfrac{J_2'}{2} - J_2$ 算出的 d 值和用长度器实测的 d' 值比较，并计算出百分误差。

注意事项：

①切勿直视激光光源或将激光束直射人眼。

②做完实验要把样品放好,不要划伤表面,以免影响以后的实验。

③移动接收器时,请不要直接搬上面的支杆,要拿住下面的小盒子移动。

④启动盘及悬盘上各有平均分布的 3 只小孔,实验时用于测量两悬点间距离。

五、数据记录与分析

1. 数据记录

表 3-1 各周期的测定

测量项目		悬盘质量 $M_0 =$	圆环质量 $M_1 =$	两圆柱体总质量 $2M_2 =$	圆盘质量 $M_3 =$
摆动周期数 n					
周期时间 t/s	1				
	2				
	3				
	4				
平均值 $\bar{t}/s$					
平均周期 $T_i = \bar{t}/n$		$T_0 =$	$T_1 =$	$T_2 =$	$T_3 =$

表 3-2 上、下圆盘几何参数及其间距

测量项目		D_1/cm	H/cm	a/cm	b/cm	$R = \frac{\sqrt{3}}{3}\bar{a}/cm$	$r = \frac{\sqrt{3}}{3}\bar{b}/cm$
次数	1						
	2						
	3						
平均值							

表 3-3　圆环、圆柱体几何参数

测量项目		$D_内/cm$	$D_外/cm$	$D_{圆盘}/cm$	$D_{小柱}/cm$	$D_槽/cm$	$2d = D_槽 - D_{小柱}$ /cm
次数	1						
	2						
	3						
平均值							

2.计算物体的转动惯量

(1)计算下盘绕对称轴转动的转动惯量 $J_0 = $ _____。

(2)计算圆环绕对称轴转动的转动惯量 $J_{M_1} = $ _____。

(3)计算圆盘绕对称轴转动的转动惯量 $J_{M_3} = $ _____。

(4)计算单个圆柱作绕对称轴转动的转动惯量 $J_2 = $ _____。

六、思考题

1.试分析式(3-1)成立的条件。实验中应如何保证待测物转轴始终和 O_1O_2 轴重合?

2.将待测物体放到下圆盘(中心一致)测量转动惯量,其周期 T 一定比只有下圆盘时大吗? 为什么?

【附】公式(3-1)的推导

设下圆盘的质量为 m_0,以小角度作扭转振动时,它沿 O_1O_2 轴线上升的高度 h,如图 3-3 所示,则势能为

$$E_p = m_0gh \tag{3-6}$$

当圆盘回到平衡位置时,它具有动能为

$$E_k = \frac{1}{2}J_0\omega_0^2 \tag{3-7}$$

式中 J_0——下圆盘对于通过其质心且垂直于盘面的 O_1O_2 轴的转动惯量;

ω_0——回到平衡位置时的角速度。

略去摩擦力,按机械能守恒定律

$$\frac{1}{2}J_0\omega_0^2 = m_0gh \tag{3-8}$$

把下圆盘小角度扭转振动作为简谐振动,圆盘的角位移 θ 与时间 t 的关系为

$$\theta = \theta_0 \sin \frac{2\pi}{T_0} t$$

$$\omega = \frac{d\theta}{dt} = \frac{2\pi}{T_0} \theta_0 \cos \frac{2\pi}{T_0} t$$

在通过平衡位置时, $\omega_0 = \frac{2\pi}{T_0} \theta_0$,于是

$$\frac{1}{2} J_0 \left(\frac{2\pi}{T_0} \theta_0 \right)^2 = m_0 g h \tag{3-9}$$

设悬线长度 $AB = L$,上、下圆盘悬点到中心的距离分别为 r 和 R 。对应角振幅 θ_0 ,下圆盘轴向上移高度

$$h = O_2 O_2' = AC - AC' = \frac{AC^2 - AC'^2}{AC + AC'} \tag{3-10}$$

由于

$$AC^2 = AB^2 - BC^2 = L^2 - (R - r)^2 , AC'^2 = AB'^2 - B'C'^2 = L^2 - (R^2 + r^2 - 2Rr \cos \theta_0)$$

所以

$$h = \frac{2Rr(1 - \cos \theta_0)}{H + (H - h)} = \frac{4Rr \sin^2 (\theta_0/2)}{2H - h} \tag{3-11}$$

由于 θ_0 很小, $\sin^2 \frac{\theta_0}{2} \approx \frac{1}{4} \theta_0^2 , h \ll 2H$,则得

$$h = \frac{Rr\theta_0^2}{2H} \tag{3-12}$$

代入式(3-9)并经整理,得到表达式为 $J_0 = \frac{m_0 g Rr}{4\pi^2 H} T_0^2$,此即式(3-1)。

实训项目四
用拉伸法测定金属丝的杨氏模量

用拉伸法测定金属丝
的杨氏模量

一、实训目标

1. 了解拉伸法测量金属丝杨氏模量的原理;
2. 学习读数显微镜、CCD 摄像机、调焦镜头的调节方法;
3. 学会拉伸法测量金属丝杨氏模量的方法。

二、实训器材

FD-YC-Ⅱ型 CCD 杨氏模量测量仪,显微镜组,CCD 摄像机,调焦镜头,监视器,螺旋测微计,钢卷尺,金属丝等。

三、实训原理

设一根钢丝的截面积为 A,原长为 L,沿其长度方向加一拉力 F 后,钢丝的伸长量为 ΔL。根据胡克定律,材料在弹性限度内胁强与胁变成正比

$$\frac{F}{A} = E\frac{\Delta L}{L} \tag{4-1}$$

式中　比例系数 E——该材料的杨氏模量。

若钢丝的直径为 d,则钢丝的截面积为

$$A = \frac{\pi d^2}{4} \tag{4-2}$$

因此

$$E = \frac{FL}{A\Delta L} = \frac{4FL}{\pi d^2 \Delta L} \tag{4-3}$$

杨氏模量 E 的国际单位为牛顿/米^2,记为 $\mathrm{N \cdot m^{-2}}$。ΔL 是一个很小的长度变化,可用读数显微镜配 CCD 成像系统直接测量,把原来从显微镜中看到的图像通过 CCD 呈现监视器的屏幕上,便于观测。CCD 是电荷耦合器件的简称,是目前较实用的一种图像传感器,有一维和二维的两种。一维用于位移的检测;二维用于平面图形、文字的传递。现在的二维的 CCD 器件已作为固态摄像器应用于可视电话和无线电传真领域,在生产过程监视器和检测上的应用也日渐广泛。

本实验采用二维 CCD 器件作为固态摄像机,它将光学图像转变为视频电信号,由视频电缆接到监视器,在电视屏幕上显示出来,对伸长量 ΔL 进行直接测量。

用伸长法测杨氏模量装置如图 4-1 所示,包括以下几部分:

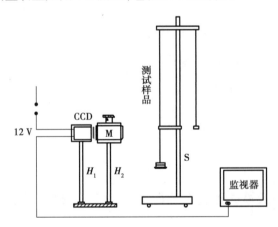

图 4-1　实验装置图

①金属丝支架。S 为金属丝支架,高约 1.32 m,可置于实验桌上,支架顶端设有金属丝悬挂装置,金属丝长度可调,长约 95 cm,金属丝下端连接一小圆柱,圆柱中部方形窗中有细横线供读数用,小圆柱下端附有砝码托。支架下方还有一钳形平台,设有限制小圆柱转动的装置(未画出),支架底脚螺丝可调。

②读数显微镜。显微镜 M 用来观测金属丝下端小圆柱中部方形窗中细横线位置及其变化,目镜前方装有分划板,分划板上有刻度,其刻度 0 ~ 6 mm,分度值 0.01 mm,每隔 1 mm 刻一数字。H_1 为读数显微镜支架。

③CCD 成像。显示系统 CCD 黑白摄像机:照度在 0.2 Lx 左右;CCD 专用 12 V 直流电源。黑白视频监视器:屏幕尺寸 14 吋,420 线,CCD 摄像机支架 H_2。

思政小窗口

在实训过程中,材料的优异性能离不开它的一个重要参数杨氏模量的测试,中国材料优异性能发展突飞猛进,曹春晓院士为钛合金技术发展作出的贡献,使中国从技术落后的钛合金国家,发展为世界上技术最先进的钛合金国家之一,为高技术含量材料的理论突破作出了突出贡献。学生要增强民族自信,培养爱国精神,发奋学习,为祖国的科技发展作出自己的贡献。

四、实训内容及步骤

(1)用刻度尺测量金属丝长度 L;用外径千分尺测量金属丝直径 d(测 3 次),记录在表4-1 中。注意记下外径千分尺的零误差。

(2)测量钢丝受力后的伸长量。

①实验前,应该学习并掌握仪器的正确使用方法。

②调节 WYM-1 型 CCD 杨氏模量测量仪底角螺钉,使测量仪的底座平台水平,使支架、金属丝铅直。

③同时拉直待测金属丝,使金属丝下端的小圆柱与钳形的平台无摩擦地上下自由移动,旋转金属丝上端夹具,使圆柱两侧刻槽对准钳形平台两侧的限制圆柱转动的小螺丝;两侧同时对称地将旋转螺丝旋入刻槽中部,力求减小摩擦。

④调显微镜目镜用眼睛看到清晰的分划板像。再将物镜对准小圆柱平面中部,调节显微镜前后距离,然后微调显微镜旁螺丝直到看清小圆柱平面中部上细横刻线的像,并消除视差(判断无视差的方法是当左右或上下稍微改变视线方向时,两个像之间没有相对移动,这是读数显微镜已调节好的标志。只有无视差的调焦,才能保证测量精度)。

⑤将 CCD 摄像机装上镜头,把视频电缆线的一端接摄像机的视频输出端子(Video out),另一端接监视器的视频输入端(Video in)。将 CCD 专用 12 V 直流电源接到摄像机后面板"Power"孔,并将直流电源和监视器分别接 220 V 交流电源。仔细调整 CCD 位置及镜头焦距,直到监视器屏幕上看到清晰的图像。

⑥观测伸长变化。为使砝码托平稳可在金属丝下端先加一块砝码,此时监视器屏幕上显示的小圆柱上的细横刻线指示的刻度为 Y_0,记录其数值,然后在砝码托盘上逐次加 50 g 砝

码,对应的读数为 $Y_i(i=1,2,\cdots,10)$。再将所加的砝码逐个减去,记下对应的读数为 $Y''_i(1,2,\cdots,10)$,并将数据记录在表4-2中。

⑦用逐差法对 $\overline{Y}_i(1,2,\cdots,10)$ 进行处理,计算 $\overline{\Delta L}$

$$\overline{\Delta L} = \frac{(\overline{Y}_6 - \overline{Y}_1) + (\overline{Y}_7 - \overline{Y}_2) + (\overline{Y}_8 - \overline{Y}_3) + (\overline{Y}_9 - \overline{Y}_4) + (\overline{Y}_{10} - \overline{Y}_5)}{5} \tag{4-4}$$

⑧由公式(4-3)及 $F = \Delta Mg$(ΔM 为砝码质量),由于采用逐差法,此处 $\Delta M = 250$ g,$A = \frac{1}{4}\pi d^2$,可得 E 的值

$$E = \frac{4\Delta MgL}{\pi d^2 \Delta L} \tag{4-5}$$

⑨将测量结果与公认值进行比较。

注意事项:

①实验前必须检查试样是否处于平直状态,如果有折或弯曲,需用木质螺丝刀柄的圆凹槽部位沿试样来回拉动,直至使试样平直后方进行实验。

②使用 CCD 摄像机时应注意:CCD 不可正对太阳光、激光或其他强光源,CCD 的 12 V 直流电源不要随意用其他的电源替代,不要使 CCD 视频输出短路。防止震动、跌落。不要用手触摸 CCD 前表面,防止 CCD 过热,在测量间隙最好关闭电源。镜头和 CCD 接口螺丝较细密,旋转时要轻,镜头要防潮、防污染。

③使用监视器时应注意:防震并注意勿将水或油溅在屏幕上。

④注意维护金属丝平直状态,使用外径千分尺测量其直径时勿将它扭折。

五、数据记录与分析

1. 数据记录

表 4-1　测量钢丝直径及长度

测量项目 ＼ 序号	1	2	3	平均值
钢丝直径 d/mm				
钢丝长度 L/m				

表 4-2　测量受力后钢丝伸长量

长度位置 砝码/mg	Y_i/mm	Y_i'/mm	$\overline{Y_i}/mm$ $\overline{Y_i} = \dfrac{Y_i + Y_i'}{2}$	逐差法计算$\overline{\Delta L}$
50.0				
100.0				$\overline{Y_6} - \overline{Y_1} = $ _____ mm
150.0				
200.0				$\overline{Y_7} - \overline{Y_2} = $ _____ mm
250.0				$\overline{Y_8} - \overline{Y_3} = $ _____ mm
300.0				$\overline{Y_9} - \overline{Y_4} = $ _____ mm
350.0				
400.0				$\overline{Y_{10}} - \overline{Y_5} = $ _____ mm
450.0				$\overline{\Delta L} = $ _____ mm
500.0				

2. 计算钢丝的杨氏模量(重力加速度 $g = 9.794$ m/s²)

$$E = \frac{4\Delta MgL}{\pi d^2 \Delta L} = \underline{\hspace{8cm}}$$

六、思考题

1. 对微小伸长量的测量,除了通过读数显微镜法外,还有哪些方法?

2. 根据误差估算,上述测量方法中哪些项的影响最大? 如何降低误差?

实训项目五
气、液、固体介质中声速的测定

气、液、固体介质中
声速的测定

一、实训目标

1. 了解压电换能器的功能,加深对驻波及振动合成等理论知识的理解。

2. 学习用共振干涉法、相位比较法和时差法测定超声波在空气中的传播速度。

3. 通过用时差法对不同介质的测量,了解超声诊断设备的原理及其重要的实用意义。

二、实训器材

SV4 型声速测定仪,SV-DDS 型声速测定专用信号源,双踪示波器,水,金属棒,专用信号连接导线若干。

三、实训原理

声波是一种在弹性介质中传播的机械波,频率低于 20 Hz 的声波称为次声波;频率在 20 Hz ~ 20 kHz 的声波可以被人听到,称为可闻声波;频率在 20 kHz 以上的声波称为超声波。

超声波在介质中的传播速度与介质的密度及环境温度有关。因而通过介质中声速的测定可以了解介质的密度,特别是在医学中超声技术的广泛应用,利用超声波的高穿透性,通过人体内部不同介质的密度变化,探测人体内部的组织结构分布和动态信息。例如,利用不同组织的分界面形成超声信号的透射和反射;利用多普勒效应探测心脏和血流的动态速度造成的超声波的频率变化等,这些问题都可以通过测定这些物质中的声速来解决。可见,声速测定在医学临床上具有非常重要的实用意义。

在波动过程中波速 u、波长 λ 和频率 ν 之间存在着下列关系: $u = \nu \cdot \lambda$。实验中可通过测定声波的波长 λ 和频率 ν 来求得波速 u。常用的方法有共振干涉法与相位比较法。

声波传播的距离 L 与传播的时间 t 存在下列关系: $L = u \cdot t$。只要测出 L 和 t 就可测出声波传播的速度(声速) u,这就是时差法测量声速的原理。

1. 共振干涉法(驻波法)测量声速的原理

当两束幅度相同,方向相反的声波相交时,产生干涉现象,出现驻波。对于波束 1: $F_1 = A \cdot \cos(\omega t - 2\pi \cdot X/\lambda)$、波束 2: $F_2 = A \cdot \cos(\omega t + 2\pi \cdot X/\lambda)$,当它们相交会时,叠加后成波束 3: $F_3 = 2A \cdot \cos(2\pi \cdot X/\lambda) \cdot \cos \omega t$,这里 ω 为声波的角频率,t 为经过的时间,X 为经过的距离。由此可见,叠加后的声波幅度,随距离按 $\cos(2\pi \cdot X/\lambda)$ 变化,如图 5-1 所示。压电陶瓷换能器 S_1 作为声波发射器,它由信号源供给频率为数十 kHz 的交流电信号,由逆压电效应发出一平面超声波;而换能器 S_2 则作为声波的接收器,正压电效应将接收到的声压又转换成电信号,该信号输入示波器,在示波器上可看到一组由声压信号产生的正弦波形。声源 S_1 发出的声波,经介质传播到 S_2,在接收声波信号的同时反射部分声波信号,如果接收面(S_2)与发射面(S_1)严格平行,入射波即在接收面上垂直反射,入射波与发射波相干涉形成驻波。在示波器上观察到的实际上是这两个相干波合成后在声波接收器 S_2 处的振动情况。移动 S_2 位置(即改变 S_1 与 S_2 之间的距离),从示波器显示上会发现当 S_2 在某些位置时振幅有最小值或最大值。根据波的干涉理论可以知道:任何两相邻的振幅最大值的位置之间(或两相邻的振幅最小值的位置之间)的距离均为 $\lambda/2$。为测量声波的波长,可以在一边观察示波器上声压振幅值的同时,缓慢的改变 S_1 和 S_2 之间的距离。示波器上就可以看到声振动幅值不断地由最大变到最小再变到最大,两相邻的振幅最大之间 S_2 移动过的距离亦为 $\lambda/2$。超声换能器 S_2 至 S_1 的距离的改变可通过转动螺杆的鼓轮来实现,而超声波的频率又可由声波测试仪信号源频率显示窗口直接读出。在连续多次测量相隔半波长的 S_2 的位置变化及声波频率 ν 以后,可运用测量数据计算出声速,用逐差法处理测量的数据。

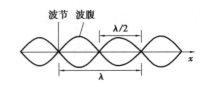

图 5-1　驻波及其与每列波波长的关系

2. 相位法测量原理

声源 S_1 发出声波后,在其周围形成声场,声场在介质中任一点的振动相位是随时间而变化的。但它和声源的振动相位差 $\Delta\Phi$ 不随时间变化。

设声源方程为 $\qquad\qquad F_1 = F_{01} \cdot \cos \omega t$

距声源 X 处 S_2 接收到的振动为 $F_2 = F_{02} \cdot \cos \omega \left(t - \dfrac{X}{Y}\right)$

两处振动的相位差 $\qquad\qquad \Delta\Phi = \omega \dfrac{X}{Y}$

当把 S_1 和 S_2 的信号分别输入示波器 X 轴和 Y 轴,那么当 $X = n \cdot \lambda$ 即 $\Delta\Phi = 2n\pi$ 时,合振动为一斜率为正的直线,当 $X = (2n+1)\lambda/2$,即 $\Delta\Phi = (2n+1)\pi$ 时,合振动为一斜率为负的直线,当 X 为其他值时,合成振动为椭圆,如图 5-2 所示。

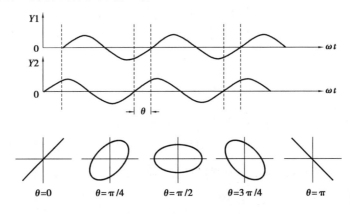

图 5-2　发射信号与接收信号形成李萨如图形

3. 时差法测量原理

以上两种方法测声速,都是用示波器观察波谷和波峰,或观察两个波间的相位差,原理是正确,但存在读数误差。较精确测量声速是用声波时差法,时差法在工程中得到了广泛的应用。它是将经脉冲调制的电信号加到发射换能器上,声波在介质中传播,经过 t 时间后,到达 L 距离处的接收换能器,所以可以用以下公式求出声波在介质中传播的速度。

速度 $\qquad\qquad u = L/t$

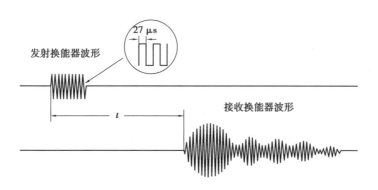

图 5-3 用时差法测量声速

4. SV4 型声速测试仪原理

SV4 型声速测试仪主要由储液槽、传动机构、数显标尺、压电换能器等组成。压电换能器供测量气体和液体声速用。作为发射超声波用的换能器 S_1 固定在储液槽的左边,另一只接收超声波用的接收换能器 S_2 装在可移动滑块上。通过传动机构进行位移,并由数显表头显示位移的距离。

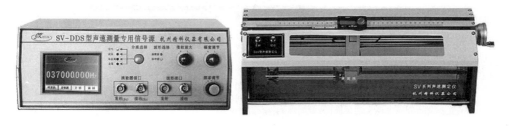

图 5-4 SV-DDS 型声速测定仪

S_1 发射换能器超声波的正弦电压信号由 SV-DDS 声速测定专用信号源供给,换能器 S_2 把接收到的超声波声压转换成电压信号,用示波器观察;时差法测量时则还要接到专用信号源进行时间测量,测得的时间值具有保持功能。

SV-DDS 型多功能物理实验信号源,采用多功能 DDS 数字频率合成技术大规模集成电路,大大提高了稳定性、分辨率和调节范围(0.001 ~ 999 999.999 Hz),还设计了能断电后保存当前最佳频率位置的功能。显示用彩色点阵液晶屏,图形更清晰,解决了因数码管显示容易缺笔画、模拟信号不稳、电位器接触不良、使用寿命短和容易损坏等问题。

(1)调节频率:只要快速点击屏幕需调整的数字位或者向里按一下"频率调节"旋钮再旋转,即可调节频率。

(2)按"返回"按钮一次,就能断电记忆当前频率,下次开机就是此频率。

四、实训内容及步骤

1. 声速测量系统的连接

声速测量时,专用信号源、SV4 型声速测定仪、示波器之间的连接方法如图 5-5、图 5-6 所示。

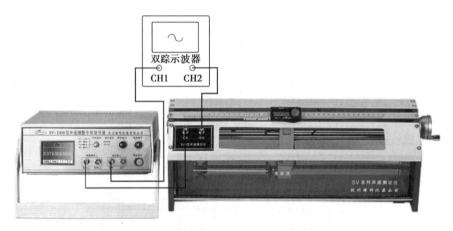

图 5-5　共振法、相位法测量声速线路连接

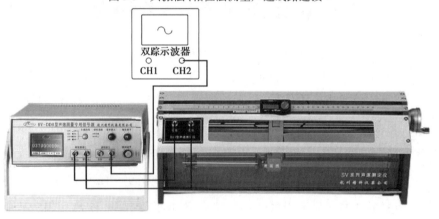

图 5-6　时差法测量声速线路连接

2. 谐振频率的调节

根据测量要求初步调节好示波器。将专用信号源输出为正弦信号(打开电源默认是正弦波,或按下屏幕上的"正弦波"按钮),频率调节到换能器的谐振频率,以使换能器发射出较强的超声波,能较好地进行声能与电能的相互转换,以得到较好的实验效果,方法如下:

①将"发射波形"端接至示波器,调节示波器,能清楚地观察到同步的正弦波信号;

②调节专用信号源的上"幅度调节"旋钮,使其输出电压在信号 CH1 上的电压为 $10V_{P-P}$ (调制最大)左右,然后将换能器的接收信号接至示波器,调整信号频率(25~45 kHz),观察接收波的电压幅度变化,若接收信号偏小,可调节"接收放大"旋钮,在某一频率点处(34.5~39.5 kHz,因不同的换能器或介质而异,本型号换能器最佳谐振频率在 37 kHz 左右)电压幅度最大,此频率即是压电换能器 S_1、S_2 相匹配频率点,记录此频率 ν_i。

③改变 S_1、S_2 的距离,使示波器的正弦波振幅最大,再次调节正弦信号频率,直至示波器显示的正弦波振幅达到最大值。共测 5 次取平均频率 ν。(方波的频率与正弦波相同,故须先调准正弦波谐振频率)

3. 共振干涉法、相位法、时差法测量声速的步骤

1)共振干涉法(驻波法)测量波长

专用信号源选择"连续波"方式。按前面实训内容二的方法,确定最佳工作频率。观察示波器,找到接收波形的最大值,记录幅度为最大时的距离,由数显尺上直接读出或在机械刻度上读出;记下 S_2 位置 X_0。然后,向着同方向转动距离调节鼓轮,这时波形的幅度会发生变化(同时在示波器上可以观察到来自接收换能器的振动曲线波形发生相移),逐个记下振幅最大的 $X_1,X_2,\cdots,X_{11}$ 共 11 个点,单次测量的波长 $\lambda_i/2 = |X_i - X_{i-1}|$。用逐差法处理这十个数据,完成表 5-1,即可得到波长 λ。

2)相位比较法(李萨如图法)测量波长

专用信号源选择"连续波"方式。确定最佳工作频率,单踪示波器接收波接到"Y",发射波接到"EXT"外触发端;双踪示波器接收波接到"CH1",发射波接到"CH2",选择"X-Y"显示方式,适当调示波器,出现李萨如图形。转动距离调节鼓轮,观察波形为一定角度的斜线,记下 S_2 的位置 X_0,再向前或者向后(必须是一个方向)移动距离,使观察到的波形又回到前面所说的特定角度的斜线,这时来自接收换能器 S_2 的振动波形发生了 2π 相移。依次记下示波器显示屏上斜率负、正变化的直线出现的对应位置 $X_1,X_2,\cdots,X_9$。单次波长 $\lambda_i = 2 \cdot |X_i - X_{i-1}|$。多次测定用逐差法处理数据,即可得到波长 λ。

3)干涉法、相位法的声速计算

已知波长 λ 和平均频率 ν(频率由声速测试仪信号源频率显示窗口直接读出),则声速 $u = \nu \cdot \lambda$。

由于声速还与介质温度有关,故应记下介质温度 $t(℃)$。

4)时差法(脉冲波)测量声速

①空气介质:

测量空气声速时,将专用信号源上"介质选择"置于"空气"位置。按下屏幕的"时差法"按钮,进入"时差法"(脉冲波)方式。

将 S_1 和 S_2 之间调到一定距离(≥50 mm)。调节"接收放大",使示波器上显示的接收波信号幅度在300~400 mV(峰-峰值),以使计时器工作在最佳状态。然后记录此时的距离值和显示的时间值 L_{i-1}、t_{i-1}(时间由声速测试仪信号源时间显示窗口直接读出);移动 S_2,记录下这时的距离值和显示的时间值 L_i、t_i。则声速 $u_1 = (L_i - L_{i-1})/(t_i - t_{i-1})$。记录传播介质温度 $t(℃)$。

需要说明的是,由于声波的衰减,移动换能器使测量距离变大(这时时间也变大)时,如果测量时间值出现跳变,则应顺时针方向微调"接收放大"旋钮,以补偿信号的衰减;反之测量距离变小时,如果测量时间值出现跳变,则应逆时针方向微调"接收放大"旋钮,以使计时器能正确计时。

②液体介质:

当使用液体为介质测试声速时,先小心将金属测试架从储液槽中取出,取出时应用手指稍稍抵住储液槽,再向上取出金属测试架。然后向储液槽注入液体,直至"液面线"处,但不要超过液面线。

专用信号源上"介质选择"置于"液体"位置,换能器的连接线接至测试架上的插座上,即可进行测试,步骤与①相同。记下介质温度 t ℃。

③固体介质:

当使用固体为介质测试声速时,需要取出固体测试棒(配套有塑料棒和铜金属棒),在测试架的上方有一对环能器,其中一个换能器 S_1 的中央可以固定固体测试棒的一端,另一个换能器 S_2 通过缓慢旋转接入固体测试棒的另一端,固定好固体测试棒的两端后,换能器的振动就能在测试棒上来回传输。

专用信号源上"介质选择"置于"固体"位置,换能器的连接线接至测试架上的插座上,即可进行测试,调节"接收放大",使示波器上显示的接收波信号幅度在300~400 mV(峰-峰值),以使计时器工作在最佳状态。然后记录此时的距离值和显示的时间值 L、t。则固体中的声速 $u = L/t$。记下介质温度 t ℃。

注意事项:

①用驻波法测试时,测试波腹与相邻波腹距离时,鼓轮只能沿着一个方向转动,切忌来回测试,同时需要紧盯示波器的幅度变化,每一个驻波周期会出现一次幅度的最大值,即可记录

一次位移数据,这样也不容易出现波腹的漏读。

②在测试液体介质的声速时,注入液体的过程中,不能将液体淋在数显表头上。

思政小窗口

在声速测量实验中,测量数据简单且有规律,特别是共振干涉法和相位比较法的数据,相邻两个数据之间的间隔是半个波长或一个波长,数据很容易造假和涂改,学生在实验过程中,应实事求是,认真严谨,不弄虚作假,要培养学术诚信、知行统一的良好道德品质。

五、数据记录与分析

①记录所有的实验数据,用逐差法求相应位置的差值和计算空气中的 λ。

表 5-1　驻波法测空气中的波长

波腹位置	X_1	X_2	X_3	X_4	X_5	X_6	X_7	X_8	X_9	X_{10}	X_{11}
距离/mm											
$\lambda/2$											
$\overline{\lambda/2}$											
频率 ν											
室内温度 T											

②计算出对应介质的声速: $u = 2 \cdot \dfrac{\overline{\lambda}}{2} \cdot \nu$。

③同时考虑仪器的示值读数误差为 0.01 mm。经计算可得波长的测量结果 $\lambda = \lambda \pm \Delta\lambda$。

④按理论值公式 $u_s = u_0 \cdot \sqrt{\dfrac{T}{T_0}}$,算出理论值 u_s。

式中 $u_0 = 331.45$ m/s 为 $T_0 = 273.15$ K 时的声速, $T = (t + 273.15)$ K。

六、思考题

1. 声速测量中共振干涉法、相位法、时差法有何异同？

2. 为什么要在谐振频率条件下进行声速测量？如何调节和判断测量系统是否处于谐振状态？

3. 为什么发射换能器的发射面与接收换能器的接收面要保持互相平行？

4. 声音在不同介质中传播有何区别？声速为什么会不同？

实训项目六
电偶极子电场的描绘

一、实训目标

1. 学习用模拟法描绘和研究静电场；

2. 学会模拟心电图导联接法，验证中心电端的电势为零。

二、实训器材

等势线描绘仪、低压电源、滑动变阻器、检流计、导电纸、复写纸、白纸、金属探针、电阻、开关、导线等。

三、实训原理

在静电场中，描绘出一系列等势线后，利用电场线与等势线正交关系，可以描绘出电场线，从而了解静电场的强弱分布。

直接描绘静电场的等势线是相当困难的。由于稳恒电流场与静电场遵循的规律相似，所以可用稳恒电流场来模拟静电场。

两个相距很近的等量异种电荷所组成的带电系统称为电偶极子。如图 6-1 所示，把与电源相连接的两个电极作为电偶极子,并在导电纸中形成恒定电流,模拟出等量异种电荷的静电场。

四、实训内容及步骤

1.电偶极子静电场的描绘

(1)如图6-1所示,在等势线描绘仪的平板上从下到上依次铺放白纸、复写纸、导电纸各一张,导电纸与两电极 A、B 接触良好。在两电极间画一条连线,并在连线上等间距画出 5 个基准点,用探针把它们的位置复印在白纸上。

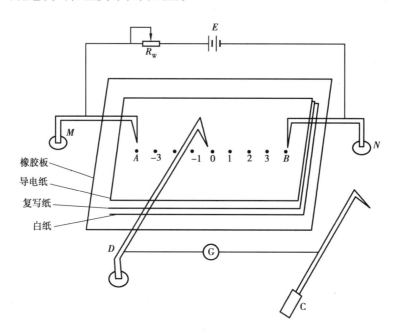

图6-1 模拟等量异号电荷电场的装置

(2)按图6-1连接好电路。低压电源电压用稳恒 6 V。

(3)用检流计的两个探针来探测导电纸上的等势点。一根探针与一基准点接触,如基准点0,另一根探针在基准点上方约 1 cm 处与导电纸接触,这时一般会看到电流计指针发生偏转。然后在导电纸上左右轻轻移动探针的位置,可以找到一点,使检流计指针不发生偏转,说明该点与基准点电势相等,用探针将此点复印在白纸上。

(4)按上述方法,在连线的上下方各探测出 5 个等电势点,每个等电势点相距约 1 cm。用同样的方法探测出另外 4 个基准点的等势点。

（5）断开开关，取下白纸，将各基准点的等势点连成一条平滑曲线，然后由等势线描绘出5～7条电场线。

2.验证中心电端的电势为零

（1）在电导纸上选取 D、L、F 3 点，并与电偶极子中心 O 的距离相等，且张角均为120°，如实验图 6-2 所示。

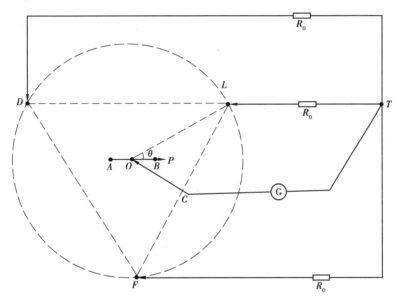

图 6-2　测量中心电端电势的原理

（2）在 D、L、F 3 点上各放一探针，并用导线分别连接一个电阻 R_0（100～500 kΩ），然后连接到同一点 T，此点即为中心电端。

（3）将检流计的两个探针分别与中心电端 T 和电偶极子中心 O 接触，观察中心电端的电势是否为零。

（4）保持电偶极子中心不变，转动电偶极子的方位，观察中心电端的电势是否为零。

注意事项：

①电极与导电纸应接触良好，在测量的全过程中，不得碰、动两电极。

②探针不能与电极相碰。检流计两探针不能置于电势差太大的位置，以免损坏检流计。

③导电纸必须保持平整。

思政小窗口

在本实验中,对电偶极子电场的测试,看上去好像只是在一张纸上绘制一种物理场的实验。实际上,我们是想通过这个实验证明医学中的一种重要参数的测试原理,即心电图机的原理,让学生了解心电图机的中心电端原理以及加深对心肌细胞电偶层原理的理解。万里长城不是一天建起来的,现在学的很多基础物理原理都是为以后学习专业知识打基础,要脚踏实地,一步一个脚印,同时还要知道学以致用的道理。

五、数据记录与分析

在实验结果的白纸上,描绘出电偶极子的等势线和电场线。

六、思考题

1. 怎样才能描绘出电场线?何处电场较强,何处电场较弱?

2. O 点的等势线有什么特点,在两电极的垂直平分线上电势如何分布?

3. 为什么有时中心电端的电势不为零?

实训项目七
示波器的使用

示波器的使用

一、实训目标

1. 了解示波器的基本操作和用途。
2. 学会使用示波器观察不同信号的波形。
3. 学会使用示波器测量信号的参数。

二、实训器材

DS2202A 双踪示波器 1 台、信号发生器 1 台、2CP 晶体二极管 4 只、100 μF 电解电容器 2 个、电感线圈 1 个、1 kΩ 电阻 1 个、开关 1 个、导线若干。

三、实训原理

示波器是一种常用电子测量仪器,主要用于观察各种电信号的波形,测量电信号的电压幅值、频率和相位,也可观察一切能转化为电信号的非电学量的波形。例如,临床上使用的重症监护仪,就是用传感器将病人的体温信号、脉搏信号、血压信号转换为电压信号,然后用示波器显示这些生命体征信号。示波器在科学技术各个领域,包括医学中得到广泛应用。示波器在检测、维修各种电子仪器,以及在科学研究中都是非常重要的工具。常见的示波器类型包括模拟示波器和数字示波器,其中数字示波器具有更高的精度和功能,能够捕获高速和复杂的信号。

示波器面板如图 7-1 所示。

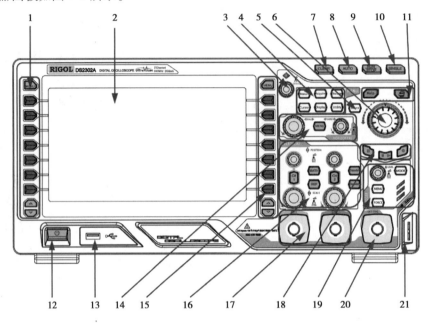

图 7-1　示波器面板

示波器面板按钮说明见表 7-1。

表 7-1　示波器面板按钮说明

编号	说　明	编号	说　明
1	菜单控制键	12	电源键
2	LCD	13	USB HOST 接口
3	多功能旋钮	14	水平控制区
4	功能菜单键	15	功能菜单设置软键
5	信号源	16	垂直控制区
6	导航旋钮	17	模拟通道输入区
7	全部清除键	18	波形录制/回放控制键
8	波形自动显示	19	触发控制区
9	运行/停止控制键	20	外触发输入端
10	单次触发控制键	21	探头补偿器输出端/接地端
11	内置帮助/打印键		

1. 垂直功能区

垂直功能区如图 7-2 所示。

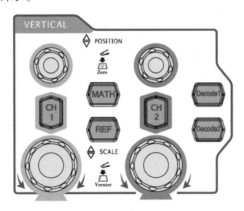

图 7-2　垂直功能区

● CH1、CH2：模拟输入通道。2 个通道标签用不同颜色标识,并且屏幕中的波形和通道输入连接器的颜色也与之对应。按下任一按键打开相应通道菜单,再次按下关闭通道。

● MATH：按下该键打开数学运算菜单。可进行加、减、乘、除、FFT、逻辑、高级运算。

● REF：按下该键打开参考波形功能。可将实测波形和参考波形比较。

● POSITION：修改当前通道波形的垂直位移。顺时针转动增大位移,逆时针转动减小位移。修改过程中波形会上下移动,同时屏幕左下角弹出的位移信息。按下该旋钮可快速将垂直位移归零。

● SCALE：修改当前通道的垂直挡位。顺时针转动减小挡位,逆时针转动增大挡位。修改过程中波形显示幅度会增大或减小,同时屏幕下方的挡位信息实时变化。按下该旋钮可快速切换垂直挡位调节方式为"粗调"或"微调"。

2. 水平控制功能区

水平控制功能区如图 7-3 所示。

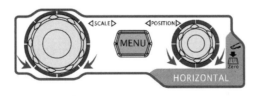

图 7-3　水平控制功能区

● MENU：按下该键打开水平控制菜单。可开/关延迟扫描功能,切换不同的时基模式,切换挡位的微调或粗调,以及修改水平参考设置。

● 水平 SCALE:修改水平时基。顺时针转动减小时基,逆时针转动增大时基。修改过程中,所有通道的波形被扩展或压缩显示,同时屏幕上方的时基信息实时变化。按下该旋钮可快速切换至延迟扫描状态。

● 水平 POSITION:修改水平位移。转动旋钮时触发点相对屏幕中心左右移动。修改过程中,所有通道的波形左右移动,同时屏幕右上角的水平位移信息实时变化。按下该旋钮可快速复位水平位移(或延迟扫描位移)。

3. 触发控制功能区

触发控制功能区如图 7-4 所示。

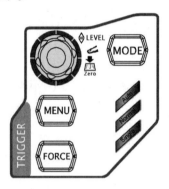

图 7-4　触发控制功能区

● MODE:按下该键切换触发方式为 Auto、Normal 或 Single,当前触发方式对应的状态背灯会变亮。

● 触发 LEVEL:修改触发电平。顺时针转动增大电平,逆时针转动减小电平。修改过程中,触发电平线上下移动,同时屏幕左下角的触发电平消息框中的值实时变化。按下该旋钮可快速将触发电平恢复至零点。

● MENU:按下该键打开触发操作菜单。本示波器提供丰富的触发类型。

● FORCE:在 Normal 和 Single 触发方式下,按下该键将强制产生一个触发信号。

4. 运行控制

运行控制功能区如图 7-5 所示。

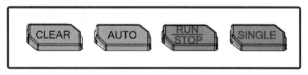

图 7-5　运行控制功能区

● CLEAR:全部清除,按下该键清除屏幕上所有的波形。如果示波器处于"RUN"状态,则继续显示新波形。

● RUN/STOP:运行控制,按下该键将示波器的运行状态设置为"运行"或"停止"。"运行"状态下,该键黄灯点亮。"停止"状态下,该键红灯点亮。

● SINGLE:单次触发,按下该键将示波器的触发方式设置为"Single"。单次触发方式下,按 FORCE 键立即产生一个触发信号。

● AUTO:波形自动显示,按下该键启用波形自动设置功能。示波器将根据输入信号自动调整垂直挡位、水平时基以及触发方式,使波形显示达到最佳状态。

5. 多功能旋钮

菜单操作时,按下某个菜单软键后,转动该旋钮可选择该菜单下的子菜单,然后按下旋钮可选中当前选择的子菜单。该旋钮还可以用于修改参数、输入文件名等。此外,对于 DS2000A-S 型号的示波器,当前操作界面为信号源时,按下对应的菜单键后,按下该旋钮,将弹出数字键盘,使用该旋钮可以直接输入所需要的参数值及其单位。

6. 功能菜单

功能菜单如图 7-6 所示。

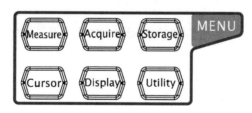

图 7-6　功能菜单

● Measure:按下该键进入测量设置菜单。

● 可设置测量设置、全部测量、统计功能等。

● 按下屏幕左侧的 MENU,可打开 24 种波形参数测量菜单,然后按下相应的菜单软键快速实现"一键"测量,测量结果将出现在屏幕底部。

● Acquire:按下该键进入采样设置菜单。可设置示波器的获取方式、存储深度和抗混叠功能。

● Storage:按下该键进入文件存储和调用界面。可存储的文件类型包括轨迹存储、波形存储、设置存储、图像存储和 CSV 存储。支持内、外部存储和磁盘管理。

● Cursor:按下该键进入光标测量菜单。示波器提供手动测量、追踪测量和自动测量三种光标模式。

● Display：按下该键进入显示设置菜单。设置波形显示类型、余辉时间、波形亮度、屏幕网格、网格亮度和菜单保持时间。

● Utility：按下该键进入系统功能设置菜单。设置系统相关功能或参数,例如接口、扬声器、语言等。此外,还支持一些高级功能,例如通过/失败测试、波形录制和打印设置等。

7. 显示界面

示波器波形显示界面如图 7-7 所示。

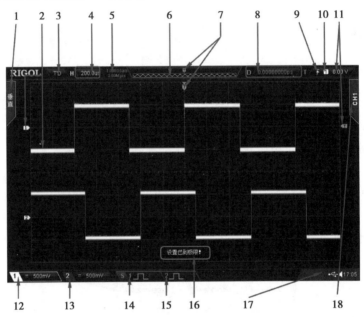

图 7-7　示波器显示界面

示波器显示界面说明如表 7-2 所示。

表 7-2　示波器显示界面说明

编号	说　　明	编号	说　　明
1	自动测量选项	8	水平位移
2	通道标记/波形	9	触发类型
3	运行状态	10	触发源
4	水平时基	11	触发电平
5	采样率/存储深度	12	CH1 垂直挡位
6	波形存储器	13	CH2 垂直挡位
7	触发位置	14	源 1 波形

编号	说　明	编号	说　明
15	源 2 波形	17	通知区域
16	消息框	18	操作菜单

8. 测量

在采集和显示数据后，可以进行数学运算、光标测量和自动测量。

示波器提供 24 种波形参数的自动测量以及对测量结果的统计和分析功能。按屏幕左侧的 MENU 键，可打开 24 种波形参数测量菜单，然后按下相应的菜单软键快速实现"一键"测量，测量结果将出现在屏幕底部。常见参数及其含义如表 7-3 所示。

表 7-3　示波器常见测量参数及含义

时间参数		电压参数	
参数名称	参数含义	参数名称	参数含义
周期	两个连续、同极性边沿的中阈值交叉点之间的时间	最大值	波形最高点至 GND（地）的电压值
频率	周期的倒数	最小值	波形最低点至 GND（地）的电压值
上升时间	信号幅度从 10% 上升至 90% 所经历的时间	峰峰值	波形最高点至最低点的电压值
下降时间	信号幅度从 90% 下降至 10% 所经历的时间	顶端值	波形平顶至 GND（地）的电压值
正脉宽	从脉冲上升沿的 50% 阈值处到紧接着的一个下降沿的 50% 阈值处之间的时间差	底端值	波形平底至 GND（地）的电压值
负脉宽	从脉冲下降沿的 50% 阈值处到紧接着的一个上升沿的 50% 阈值处之间的时间差	幅度	波形顶端至底端的电压值
正占空比	正脉宽与周期的比值	平均值	整个波形或选通区域上的算术平均值
负占空比	负脉宽与周期的比值	均方根值	整个波形或选通区域上的均方根值

┌───┐

思政小窗口

电信号的各种波形,在理论学习的过程中是很抽象的概念,怎样才能探测到这种电信号,并让它们呈现在我们眼前?示波器就是这么一个工具。通过对示波器的学习和使用,激发学生探索的欲望,培养其对科学的探索精神。

└───┘

四、实训内容及步骤

1. 使用示波器观察正弦信号的波形

(1)开机。打开电源开关,指示灯亮,使示波器处于工作状态。

(2)调节信号发生器产生峰峰值为 $U_{pp} = 50$ mV、频率为 10 kHz 的正弦信号,将该信号接入示波器的 CH1 通道,调节示波器观察该正弦信号的波形。

①按下 CH1 按钮,关闭该通道;再次按下 CHI 按钮,打开该通道。

②调节水平"SCALE"旋钮顺时针旋转,荧光屏上的波形个数减少,逆时针旋转波形个数增多,然后调节该旋钮,使荧光屏上出现 5 个左右稳定的正弦波。

③调节水平"POSITION"旋钮,观察图像在水平方向的移动情况,然后按下该旋钮可快速复位水平位移。

④调节 CH1 按钮下方的"SCALE"旋钮,顺时针转动减小挡位,逆时针转动增大挡位。修改过程中波形显示幅度会增大或减小,同时观察屏幕下方的挡位信息,将该通道的挡位调节为"20 mV"。

⑤调节 CH1 按钮上方的"POSITION"旋钮,观察图像在竖直方向的移动情况。然后按下该旋钮可快速将垂直位移归零。

2. 测量正弦信号的时间参数和电压参数

①按下示波器左上角"MENU"软键,调出垂直方向参数。

②按下"峰峰值"对应的软键将该参数显示在屏幕下方。

③按示波器左下角的"▽"软键,切换参数页签,按下"均方根值"对应的软键将该参数显示在屏幕下方,并将结果填入表7-4中。

④再次按下示波器左上角"MENU"软键,调出水平方向参数。

⑤按下"周期"和"频率"对应的软键将这两个参数显示在屏幕下方,并将结果填入表

7-4 中。

⑥调节信号发生器产生幅值为 $Upp=500\ mV$、频率为 200 Hz 的正弦信号,将该信号接入示波器的 CH1 通道,调节示波器观察该正弦信号的波形。重复上述步骤①—⑤。

3. 观察整流前的电压波形,测量交流电压参数

①如图 7-8 所示,接好电路。

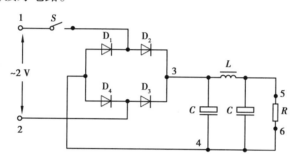

图 7-8　桥式整流、π 型滤波电路图

②调节信号发生器产生幅值为 $Upp=500\ mV$、频率为 1 kHz 的正弦信号,信号线分别与图 7-8"1"和"2"连接,同时将示波器 CH1 的探头"输入"和"地"分别与图 7-8"1"和"2"连接,观察输入信号波形。

③调节示波器旋钮,在示波器显示屏上调出 3 个完整稳定的波形,并将其波形图画在表 7-5 中。

④测出整流前电压的峰峰值和均方根值,并将结果填入表 7-5 中。

4. 观察整流后的电压波形,测量其交流电压参数

将示波器 CH2 的探头"输入"和"地"分别与图 7-8 的"3"和"4"连接,调节示波器旋钮,在显示屏上调出 3 个完整稳定的波形,并将其波形图、测量的交流电压峰峰值和均方根值记录在表 7-5 中。

5. 观察整流后的电压波形,测量其交流电压参数

将示波器 CH1 的探头"输入"和"地"分别与图 7-8 的"5"和"6"连接,调节示波器旋钮,在显示屏上调出 3 个完整稳定的波形,并将其波形图、测量的交流电压峰峰值和均方根值记录在表 7-5 中。

注意事项:

①在用示波器测量时注意探头上和示波器对应通道设置的探头比一致,否则测量不

准确。

②示波器波形有很多毛刺时注意示波器探头的走线尽量避开仪器设备的电源线,同时可以更改示波器的触发设置或耦合方式来优化波形。

五、数据记录与分析

1. 测量数据

表 7-4　测量观测信号的参数

信号	信号源 U_{pp} /mV	信号源频率 /Hz	示波器测量 U_{pp}/mV	示波器测量均方根值/mV	示波器测量频率/Hz	示波器测量周期/s
1						
2						

表 7-5　整流前、后的电压波形及电压的峰-峰值

观察测量项目	电压波形	U_{pp}/V	均方根值/V
整流滤波前			
桥式全波整流后			

续表

观察测量项目	电压波形	U_{pp}/V	均方根值/V
桥式整流、π型滤波后			

2.根据电压峰峰值计算有效值并与示波器测量的均方根值进行比较

（1）桥式整流前交流电压的有效值 U_1 =

（2）桥式整流后交流电压的有效值 U_2 =

（3）π型滤波后 R 两端的电压有效值 U_3 =

六、思考题

1.当输入信号后,显示屏上没有信号波形,应该调节哪些旋钮?

2.当波形显示不完整时,应该调节哪些旋钮?

3.当信号波形不稳定时,应如何调节才能使波形稳定?

4.如何调节,才能使输入信号波形在显示屏正中全部显示?

实训项目八
电表的改装与校正

一、实训目标

1. 了解安培表和伏特表的构造；

2. 掌握将微安表改装成较大量程的电流表和伏特表的原理和方法；

3. 学会校正电流表和电压表的方法。

二、实训器材

直流检流计 J0409（$I_g = 300\ \mu A$，内阻 $R_g = 2\ 400\ \Omega$）、直流毫安表、直流电压表各 1 只；滑线变阻器 1 只；可调电阻箱 ZX36 两只；直流稳压电源 1 台；导线等。

三、实训原理

1. 将微安表改装成毫安表

微安表惯上称为"表头"。表针偏转到满刻度时所需要的电流强度 I_g 称为表头的量程，这个电流越小，表明表头的灵敏度越高。表头内线圈的电阻 R_g 称为表头内阻。表头能测量的电流是很小的,要将表头改装成能测量大电流的电表,就必须扩大它的量程。扩大量程的办法是在表头两端并联一个阻值较小的分流电阻 R_s,如图8-1所示,这样就使被测量的电流大部分从分流电阻流过,而表头仍保持在原来允许通过的最大电流 I_g 范围之内。

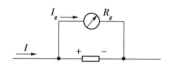

图8-1

设表头改装后的量程为 I,若 $I = nI_g$,由欧姆定律得

$$(I - I_g)R_s = I_gR_g$$

$$R_s = \frac{I_gR_g}{I - I_g} = \frac{R_g}{n - 1}$$

可见,当表头参量 I_g 和 R_g 确定后,根据微安表的量程扩大的倍数 n,只需在微安表上并联一个阻值为 $R_g/(n-1)$ 的分流电阻,就可以实现电流表的扩程。当表头上并联阻值不同的分流电阻,相应点引出抽头,便可制成多量程的电流表。

2. 将微安表改装成伏特表

由欧姆定律可知,微安表的电压量程位 I_gR_g,虽然可以直接用来测量电压,显然由于量程太小不能满足实际需要。为了能够测量较高的电压,在微安表上串联一个阻值较大的电阻(也称分压电组)R_H,如图8-2所示,这样就使得被测电压大部分落在串联的附加电阻上,而微安表上的电压降很小,仍保持原来的量值 I_gR_g 范围之内。

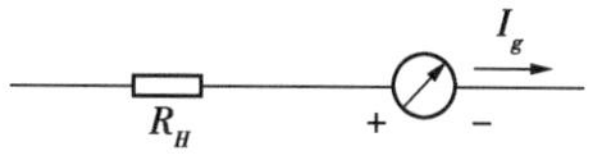

图8-2

设微安表的量程为 I_g,内阻为 R_g,改装成量程为 U 的电压表,由欧姆定律得

当 $U = nI_gR_g$ 时,有

$$I_g(R_g + R_H) = U$$

$$R_H = \frac{U}{I_g} - R_g = (n - 1)R_g$$

可见,要将量程为 I_g、内阻为 R_g 的微安表改装成量程为 U 的电压表只需串联一个阻值为 R_H 的附加电阻即可。当表头上串联阻值不同的分压电阻,便可制成多量程的电压表。

思政小窗口

本实训中,利用电阻的串并联和电源的连接改装,可以将电流计做成各种挡位的电流表、电压表和欧姆表。这个例子告诉我们,很多东西的用途并不是唯一的,通过一定的改进,可以发挥更多更大的作用。人也是一样的,通过不断的学习,每一个人都能找到自己发挥特长的地方。

四、实训内容及步骤

1. 电流表的改装和校正

①根据实验室给定的表头(微安表)量限 I_g、内阻 R_g 以及要改装成的电流表量限 I,用公式 $R_s = R_g/(n-1)$ 算出所需并联的分流电阻 R_g 的阻值。

若取 n 为 100,经计算,$R_s \approx 24\ \Omega$。

②从实验室自备电阻箱上取相应的电阻值,与表头并联组成电流表。将改装的电流表按图 8-3 所示接好电路。

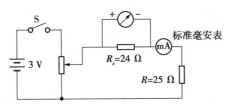

图 8-3

③经老师检查电路正确后接通电源,调节滑线变阻器改变电路中的电流,使改装表读数从 0 增加到满刻度,然后再减到 0,同时记下改装表与标准表相应电流的读数,记录在表 8-1 中。

④以改装表的读数 I 为横坐标,ΔI 为纵坐标,在坐标纸上作出电流表的误差校正曲线。

2. 电压表的改装和校正

①根据表头的量限 I_g 和内阻 R_g 以及要改装成的电压表量程 U,用公式 $R_H = U/I_g - R_g$,算出串联电阻 R_H 的阻值。如将电压表量程改为 3.0 V,经计算 $R_H = 7\ 600\ \Omega$。

②从实验室预先准备的电阻箱上取相应的电阻值,将它与表头串联组成电压表。将改装的电压表与标准电压表按图 8-4 所示接好。

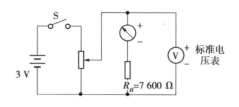

图 8-4

③接上电源,调节滑线变阻器的滑动头,使电压读数从 0 到满刻度,然后再减到 0,同时记下改装表与标准表相应电压的读数,记录在表 8-2 中。

④以改装表的读数 U 为横坐标,ΔU 为纵坐标,在坐标纸上作出电压表的误差校正曲线。

注意事项:

①闭合开关前应检查变阻箱触头位置是否正确。

②注意区分检流计的正负极,确保连接正确。

③必须通过老师检查过后才能通电。

┌───┐

思政小窗口

在测量中非常重要的一个环节叫作校正,在无输入量的时候仪器的读数应该也为零。对于人生来说,也应该设定锚点,不忘初心,走得再远都不能忘记来时的路。

└───┘

五、数据记录与久

①设计实验数据表,将实　　　　入表 8-2 中。

表 8-1　电流表校正数据:($R_g = 2\ 400\ \Omega, I = 30\ \text{mA}, R_s = 24\ \Omega$)

改装表	I/mA	0	5	10	15	20	25	30
标准表	I_s/mA							
绝对误差	$\Delta I = I - I_s$							

表 8-2　电压表校正数据:($I_g = 300\ \mu\text{A}, R_g = 2\ 400\ \Omega, U = 3\ \text{V}, R_H = 7\ 600\ \Omega$)

改装表	U/V	0	0.5	1.0	1.5	2.0	2.5	3.0
标准表	U_s/V							
绝对误差	$\Delta = U - U_s$							

②根据改正表的校正数据,分别求出毫安表和电压表的标称误差,并制订出相应的精确度等级。

$$标称误差 = \frac{最大的绝对误差}{量程} \times 100\%$$

③按上述要求画出电流表和电压表的误差校正曲线,并分析误差产生的原因。

六、思考题

1.标称电表满刻度时,改装的电表未满刻度或超过满刻度,这两种情况倍增电阻是大还是小?

2.校正后的电表使用时,它的测量误差是否可以比标准的误差小些? 试取任意刻度值加以比较。

3.为什么校正电表时需要把电流(或电压)从小到大做一遍,又从大到小做一遍,两者完全一致说明了什么? 不一致又说明了什么?

实训项目九
数字万用表的使用

数字万用表的使用

一、实训目标

1. 了解数字万用表的结构和功能。

2. 学会用数字万用表测量电阻、电压和电流等基本电路参数。

二、实训器材

数字万用表、低压交直流电源、若干未知阻值的电阻、电容、晶体二极管、电键、导线等。

三、实训原理

1. 数字万用表的挡位结构

数字万用表的外观如图 9-1 所示,上面有很多挡位,在使用前一定要认识各个挡位,在测量时要选择对应的挡位进行测量,以下是各挡位的介绍。

①Ω:电阻挡,注意测量电阻的时候一定要断电。

②二极管/蜂鸣挡:二极管挡可以测二极管单向导通,显示二极管的电压降,蜂鸣挡用于测通断。

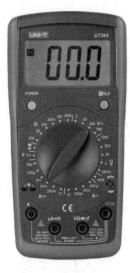

③F:电容挡。

④Hz:频率挡位,用于测频率。

⑤hFE:三极管挡,测三极管的参数,显示的是三极管的放大倍数。

⑥A—:直流电流挡。

⑦A~:交流电流挡。

⑧V—:直流电压挡,注意直流电压有正负。

⑨V~:交流电压挡。

⑩NCV:用于区分零线和火线。

⑪HOLD:保留测量数据。

⑫COM 插孔:COM 公共端,黑色表笔插入公共端。

图 9-1　数字万用表　　⑬HzVΩ 插孔:测频率/电压/电阻的插孔,红色表笔插入该插孔。

⑭μAmAhFE 插孔:测 μAmA 电流/三极管的插孔,红色表笔插入该插孔。

⑮10A 插孔:测大电流插孔,红色表笔插入该插孔。

2.万用表常用挡位

1)电压挡位

电压挡位是最常用的一个挡位,分为直流电压挡和交流电压挡。电池、电瓶、充电器等需要分正负极的电压即为直流电压,交流电压就是家庭用电 220 V、工业电 380 V 等,无论测量直流电压或者交流电压,都需要选择高于被测量电压的挡位。万用表电压挡的量程有 2、20、200、750、1 000(V),选择合适的挡位,再把表笔并联在电路中进行测量即可。

2)电流挡位

电流挡位分为直流电流挡和交流电流挡,万用表电流挡的量程有 2、20(μA);2、20、200(mA);10(A)。测量电流时也同样需要将挡位设置到高于被测量电流的挡位,测量电流时,只需要将红黑表笔串入负载的任意一根导线中即可测量。

3)欧姆挡位

万用表欧姆挡的量程有 200、2 k、20 k、200 k、2 M、200 M(Ω),测量电阻时需要断电,同时断开回路,将挡位设置到高于被测量电阻的挡位,再把表笔并联在电路中进行测量即可。

4)蜂鸣器挡位

蜂鸣器挡位一般是测量阻值为 50 Ω 以下的线路或电阻时内置蜂鸣器发声功能,将万用表的红黑表笔分别接在待测线路的两端,会蜂鸣是通路,不会蜂鸣则线路中间存在断路,这个功能在实际使用中作用很大,可以提高测量线路通断的工作效率。

5)三极管挡位

测三极管不用表笔,有三极管插口。将待测三极管的 B、C、E 极插入对应的插口内,将能测出该三极管的放大倍数。

3. 万用表的测试原理

1)测电阻的原理

将转换开关拨到欧姆挡,则可测量电阻。当红黑表笔接触,如图9-2(a)所示,被测电阻 $R_x = 0$,E 表示万用表的电源的电动势,r 表示电源的内阻,R_g 为表头内阻,R_0 为电阻挡的调零旋钮。调节 R_0 的阻值,使表头的指针指到满刻度,$I_g = \dfrac{E}{r + R_g + R_0}$,满偏电流的位置为欧姆表的零位。当红黑表笔不接触,如图9-2(b)所示,电流表零,测电阻 R_x 无穷大。

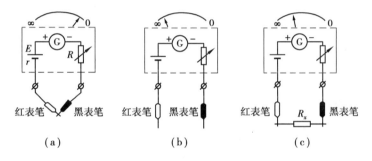

图 9-2　测电阻的原理

在红黑表笔间接入某一电阻 R_x,表头、被测电阻、欧姆挡的调零电阻和电池组成闭合电路,如图9-2(c)所示,由欧姆定律可知,电路的电流为

$$I_x = \frac{E}{R_g + r + R_0 + R_x} \tag{9-1}$$

由式9-1可知,电流值 I_x 与待测电阻值 R_x 一一对应,将表头的电流值 I_x 的位置刻成电阻值 R_x,于是用万用表可测量电阻的阻值。

2)万用表测电流的原理

利用万用表的转换开关,将不同阻值的分流电阻并联在表头两端,将表头改装成不同量程的电流表,从而实现多种量程的电流测量。电流的测量如图9-3(a)所示。

3)万用表测电压的原理

利用万用表的转换开关,把不同阻值的大电阻与表头串联,将表头改装成不同量程的电压表,从而实现多种量程的电压测量。电压的测量如图9-3(b)所示。

4)万用表测交流电压的原理

因为表头是直流表,所以测交流电压时,需接一个并串式半波整流电路,将交流电压整流成直流电压后,再通过表头,因此可以利用直流电压的大小来测量交流电压。利用转换开关,将表头改装成不同量程的交流电压表,从而实现多种量程的交流电压测量。电流电压的测量如图 9-3(c)所示。

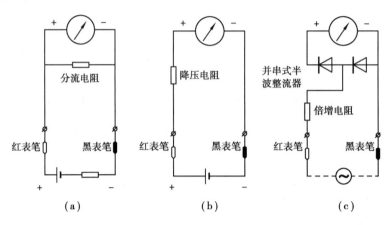

图 9-3　测电流、测电压的原理

5)检测电容的原理

①电容的漏电流。由于电容器中的介质材料,不是绝对的绝缘体,因此在一定的工作电压和温度的条件下,有一定的电流通过,这种电流称为漏电流。通常,电解电容的漏电流较大,而其他电容的漏电流比较小。

②电容的漏电阻。由欧姆定律可知,在电压一定时,漏电流越小,其漏电阻(或绝缘电阻)越大。因此通过检测电容器的漏电阻大小,可以判断电容器的好坏,漏电阻越大越好。小容量的电容器漏电阻很大,为几百兆欧或几千兆欧,而电解电容的漏电阻一般较小。

> **思政小窗口**
>
> 　　与传统指针式万用表相比,数字万用表更加方便和快捷,通过万用表的发展历史培养学生的创新精神。创新是一个国家、一个民族发展进步的不竭动力。科技创新是提高社会生产力和综合国力的战略支撑,学生要培养大局观、责任感和使命感。

四、实训内容及步骤

1. 测量电阻

①将红表笔插入 HzVΩ 插孔,黑表笔插入 COM 插孔。

②选择量程。估计待测电阻的阻值,将转换开关拨到欧姆挡的量程合适的位置。

③调欧姆挡的零位。将红、黑表笔的尖端的金属部分接触。

④如图9-4接好电路,将红、黑表笔分别与待测电阻 R_1 的两端接触。

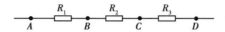

图9-4　测量电阻电路

⑤在数码显示屏上即可读取被测电阻的值,并记录在9-1中。

⑥重复①到④的步骤,分别测出 R_2、R_3、R_{AD} 的值,将测量结果记录在表9-1中。

2. 测量直流电压

①将红表笔插入 HzVΩ 插孔,黑表笔插入 COM 插孔。

②选择量程。将转换开关置于直流电压挡合适的量程位置(根据被测电压来选择)。

③将万用表并联在被测电路中,如图9-5所示(红表笔接高电势点,黑表笔接低电势点)。

④用万用表分别测出直流电压 U_{AB}、U_{BC}、U_{CD}、U_{AD} 的值,并将测量结果记录在实验表9-1中。

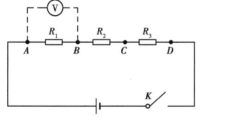 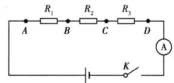

图9-5　测量电压电路　　　　　图9-6　测量电流电路

3. 测量直流电流

①将红表笔插入 μAmAhFE 插孔,黑表笔插入 COM 插孔。

②选择量程。将转换开关置于直流电流挡量程合适的位置(根据被测电流来选择)。

③将万用表串联在被测电路中,如图9-6所示(红表笔接高电势点,黑表笔接低电势点)。

④用万用表分别测出 A、B、C、D 点的直流电流值,并将测量结果记录在表9-2中。

4. 测交流电压

①将红表笔插入 HzVΩ 插孔,黑表笔插入 COM 插孔。

②选择量程。将转换开关置于交流电压挡量程合适的位置(根据被测交流电压来选择)。

③将图9-5中的直流电源换成交流电源,把万用表并联在被测电路两端,分别测出 U_{AB}、U_{BC}、U_{CD}、U_{AD} 的交流电压值,并将测量结果记录在表9-1中。

5. 检测固定电容

①用电容挡 F,检测 10 pF 电容器。

②用电容挡 F,检测 1 μF 的电解电容器。

6. 测量晶体二极管

用万用表拨到二极管蜂鸣档,测量二极管。

注意事项:

①如果无法预先估计被测电压或电流的大小,则应先拨至最高量程挡测量一次,再视情况逐渐把量程减小到合适位置。测量完毕,应将量程开关拨到最高电压挡,并关闭电源。

②满量程时,仪表仅在最高位显示数字"1",其他位均消失,这时应选择更高的量程。

③测量电压时,应将数字万用表与被测电路并联。测量电流时应与被测电路串联,测交流量时不必考虑正、负极性。

④当误用交流电压挡去测量直流电压,或者误用直流电压挡去测量交流电压时,显示屏将显示"000",或低位上的数字出现跳动。

⑤禁止在测量高电压(220 V 以上)或大电流(0.5 A 以上)时换量程,以防止产生电弧,烧毁开关触点。

⑥测量电容时,注意先对电容进行放电。

五、数据记录与分析

1. 测量数据

表 9-1　直流电压、交流电压、电阻的测量数据

测量参数	表　挡	AB 段	BC 段	CD 段	AD 段
直流电压					
交流电压					
电阻					

表 9-2　直流电流的测量数据

测量参数	表　挡	A 点	B 点	C 点	D 点
直流电流					

2. 结论

分析实验结果,可以得出什么结论?

六、思考题

1. 测量电阻时,被测电阻为什么需要断开电路,不能带电操作?

2. 在测量电容器时,什么现象说明电容器已被击穿?

3. 在测量晶体二极管时,若两次测量的示数接近,说明什么问题?

实训项目十
用惠斯通电桥测电阻

一、实训目标

1. 理解用惠斯通电桥测电阻的原理；
2. 学会电流计、电阻箱、滑动变阻器的使用；
3. 学会用惠斯通电桥测电阻。

二、实训器材

滑线式惠斯通电桥、灵敏电流计、直流电源、电阻箱、待测电阻、开关、导线等。

三、实训原理

惠斯通电桥是一种精密测量电阻的仪器,其原理如图 10-1 所示,它由 4 个电阻 R_1、R_2、R_3、R_x 首尾相接连成一闭合回路,每个电阻称为电桥的一个臂。R_1、R_2 为固定的标准电阻,R_3 为可调的标准电阻,R_x 为待测电阻。在 AC 间接电源,其电压为 U。灵敏流计 G 连接在 BD 之间,这就是所谓“桥”。通过灵敏流计可以比较 B、D 两点电势的高低。测量时,接好电路,闭合开关 S,调节 R_3 的值,当检流计指针为零时,即“桥”中电流 $I_g = 0$,则电桥平衡。当电桥平衡时,灵敏流计 G 两端的电势相等,则有 $U_{AD} = U_{AB}$ 和 $U_{DC} = U_{BC}$,即

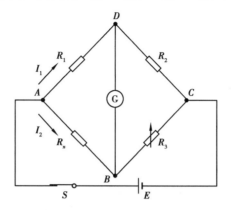

图 10-1　惠斯通电桥

$$I_1 R_1 = I_2 R_x$$

$$I_1 R_2 = I_2 R_3$$

所以
$$R_x = \frac{R_1}{R_2} R_3 \qquad (10\text{-}1)$$

式(10-1)为电桥的平衡条件。测出 R_1、R_2、R_3,可算出待测电阻 R_x。

图 10-2 为滑线式惠斯通电桥。R_x 为待测电阻。R 为标准电阻(常用电阻箱),AB 为粗细均匀、长度为 50 cm 的电阻线,D 点是可以左右滑动的压触电键。当移动 D 点时,可以改变 l_1、l_2 的长度,从而改变 R_1(AD 段电阻)和 R_2(BD 段电阻)的大小,使电桥平衡。在电桥平衡时,分别测出 AD、BD 段电阻线的长度 l_1、l_2,根据电阻定律可得

$$\frac{R_1}{R_2} = \frac{l_1}{l_2} \qquad (10\text{-}2)$$

将式(10-2)代入式(10-1)得

$$R_x = \frac{l_1}{l_2} R \qquad (10\text{-}3)$$

测出 R、l_1、l_2,可计算出待测电阻。

思政小窗口

　　惠斯通电桥测量电阻是根据平衡的原理进行测量,当桥臂电阻值相等时,电压输出为零,打破平衡时,电压输出不为零。有时候需要打破常规的平衡,才能有创新,要突破陈规、大胆探索、敢于创造。除了测量电阻之外,这个电桥还可以用于测量电容、电感等,培养举一反三的思维。

四、实训内容及步骤

①按如图 10-2 所示接好电路,将待测电阻 R_{x_1} 接在 R_x 的位置(电桥左侧)。

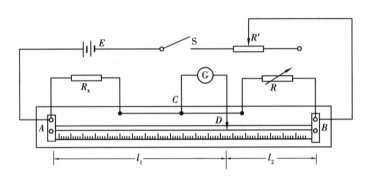

图 10-2　滑线式惠斯通电桥

②将限流电阻 R' 调至最大的位置,以保护灵敏电流计。闭合开关 S,移动 D 点,使 D 点处于 AB 的中点附近,调节电阻箱的电阻,使电桥达到平衡,将电阻箱的电阻值 R 记录在表 10-1 中。

③将限流电阻 R' 值逐步减小,以提高电流计的灵敏度。同时微调 D 点,直到限流电阻 R' 值减小到零,灵敏电流计的示数为零,则电桥平衡,将 AD、BD 段电阻线的长度 l_1、l_2 记录在表 10-1 中。

④为了减小由于电阻线的粗细不均引起的误差,因此将 R_{x_1} 和电阻箱 R 的位置互换(R_{x_1} 位于电桥右侧),重复 3 的步骤,将数据记录在表 10-1 中。

⑤将待测电阻 R_{x_1} 换成 R_{x_2},重复 2 ~ 4 的步骤,将数据记录在表 10-1 中。

⑥将待测电阻 R_{x_1} 与 R_{x_2} 串联,重复 2 ~ 4 的步骤,将数据记录在表 10-1 中。

⑦将待测电阻 R_{x_1} 与 R_{x_2} 并联,重复 2 ~ 4 的步骤,将数据记录在表 10-1 中。

注意事项:

①由于电阻线受热会引起长度和截面积的变化,为了减小误差,因此通电的时间不宜过长。

②当待测电阻和电阻箱的位置互换后,应注意 l_1、l_2 与待测电阻和已知电阻的对应关系。

五、数据记录与分析

表 10-1　用滑线式惠斯通电桥测电阻的测量数据

数据 待测量 项目		R/Ω	l_1/mm	l_2/mm	R_x/Ω	$\overline{R}_x/\Omega$
R_{x_1}	位于电桥左侧					
	位于电桥右侧					
R_{x_2}	位于电桥左侧					
	位于电桥右侧					
R_{x_1} 与 R_{x_2} 串联	位于电桥左侧					
	位于电桥右侧					
R_{x_1} 与 R_{x_2} 并联	位于电桥左侧					
	位于电桥右侧					

利用式(10-3)分别计算出待测电阻在滑线式惠斯通电桥左侧和右侧的值,然后计算出平均值。

六、思考题

1. 用惠斯通电桥测电阻产生误差的原因有哪些?

2. 当惠斯通电桥平衡后,灵敏电流计与电源的位置互换,电桥是否平衡?

实训项目十一
用电位差计测电动势

一、实训目标

1. 了解电位差计的结构;
2. 理解电位差计的工作原理;
3. 学会用电位差计测试电源的电动势。

二、实训器材

87-1 型电位差计、电表、直流电源、待测电源、导线若干。

三、实训原理

用电压表不能准确地测电动势。电压表可以测量电路各部分的电压,但不能测量具有内阻的电源的电动势。因为电压表并联在电源的两端时(图 11-1),根据闭合欧姆定律可知,电压表的指示是此时电源的端电压,而不是它的电动势。

图中:$U = E - Ir$,E—电源电动势;r—电源内阻;I—回路中电流;U—电压表指示数;电压表的指示数 U,表示电源的端电压;Ir 为电源内阻上的电压降。由于电源内阻是未知的,因此由上式不能根据 U 的值准确确定电源的电动势。

图 11-1　　　　　　　　　　　　　图 11-2

图 11-2 是将被测电动势的电源 E_x 与一已知电动势的电源 E_0"＋"端对"＋"端，"－"端对"－"端地联成一回路，在电路中串联检流计"G"，若两电源电动势不相等，即 $E_x \neq E_0$，回路中必有电流，检流计指针偏转；如果电动势 E_0 可调并已知，那么改变 E_0 的大小，当回路中没有电流，检流计指示为零，则电路满足 $E_x = E_0$，这时待测电动势 E_x 得到已知电动势 E_0 的完全补偿。于是根据已知电动势值 E_0 可测出 E_x，这种方法叫补偿法。

如果要测任一电路中两点之间的电压，只需将待测电压两端点接入上述补偿回路代替 E_x，根据补偿原理就可以测出其大小。用电压表测量电压时，总要从被测电路上分出一部分电流，从而改变了被测电路的状态，用补偿法测电压时，补偿电路中没有电流，所以不影响被测电路的状态。这是补偿测量法最大的优点。

按电压补偿原理构成的测量电动势的仪器称为电位差计。由上述补偿原理可知，采用补偿法测量电动势对 E_0 应有两点要求：①可调。能使 E_0 补偿 E_x。②精确。能方便而准确地读出补偿电压 E_0 的大小，数值要稳定。图 11-3 为补偿法测电动势的原理图，采用精密电阻 R_{ab} 组成分压器，再用电压稳定的电源 E 和限流电阻 R 串联后向它供电。只要 R_{cd} 和 I_0 数值精确，则图中虚线内 cd 之间的电压即为精确的可调补偿电压 E_0，E_0 和 E_x 组成的回路 $cdGE_x$ 称为补偿回路。

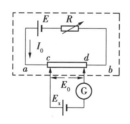

图 11-3　电位差计原理图

要想使回路的工作电流等于设计时规定的标准值 I_0，必须对电位差计进行校准。方法如图 11-4 所示。E_s 是已知的标准电动势，根据它的大小，取 cd 间电阻为 R_{cd}，使 $R_{cd} = E_s/I_0$，将开关 K 倒向 E_s，调节 R 使检流计指针无偏转，电路达到补偿，这时 I_0 满足关系 $I_0 = E_s/R_{cd}$，由于已知的 E_s、R_{cd} 都相当准确，所以 I_0 就被精确地校准到标准值，要注意测量时 R 不可再调，否则工作电流不再等于 I_0。

测量未知电动势 E_x 在图 11-4 中，将开关 K 倒向 E_x，保持 R 不变即 I_0 不变，只要 $E_x \leqslant$

I_0R_{ab}，调节 c、d 就一定能找到一个位置，使检流计再次无偏转，这时 c、d 间的电阻为 R_x，电压为 $E_x = I_0R_x$，因为电位差计都是把电阻的数值转换成电压数值标在电位差计上，所以可由表面刻度直接读出 $E_x = I_0R_x$ 的数值。

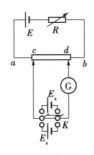

图 11-4　电位差计的校准

如果要测量任意电路中两点之间的电位差，只需将待测两点接入电路取代 E_x 即可，此时需注意，这两点中高电位的一点应替换 E_x 的正极，低的替换负极。

电位差计是用补偿法测电动势的仪器，除了具有一般比较法的优点外，在通过补偿电路将未知电动势 E_x 与补偿电压 E_0 比较时，不从 E_x 取用电流，也不向 E_x 输入电流，因而待测电源可不受测量干扰而保持原态，这称为原位测量，电位差计的优点：

①"内阻"高，不影响待测电路，用电压表测量未知电压时总要从被测电路上分出一部分电流，这就改变被测电路的工作状态，电压表内阻越小，这种影响越显著，用电位差计测量时，补偿回路中电流为零，可测出电路被测两端的真正电压。

②准确度高。由于电阻 R_{ab} 可以做得很精密，标准电池的电动势精确且稳定，检流计足够灵敏，所以在补偿的条件下能提供相当准确的补偿电压，在计量工作中常用电位差计来校准电表。

值得注意的是电位差计在测量的过程中，其工作条件会发生变化(如回路电源 E 不稳定，限流电阻 R 不稳定等)，为保证电流保持规定的数值，每次测量都必须经过校准和测量两个基本步骤，两个基本步骤的间隔时间不能过长，而且每次要细致调节达到补偿，因此操作繁杂费时。

电位差计内部电路如图 11-5 虚线内所示，电阻 R_A 和 R_B 相当于图 11-4 中的电阻 R_{ab}，可见 B_A^+ 和 R^- 两个接头相应于图 11-4 的 ba 两点，电源的正负极分别接 c、d 两点。R_A 全电阻是 160 欧姆，分 16 挡，每挡 10 欧姆；R_B 为滑线盘电阻，全电阻为 11 欧姆。仪器规定的工作电流为 10 mA，所以 R_A 上每段电阻电压为 0.1 V，而全段 R_B 全段的电压降也是 0.11 V。

电位差计的面表如图 11-6 所示，使用电位差计时，必须加接外电路，其连线图如图 11-5 所示。而 R_A、R_B(由 c 到 d)和外电路的检流计 G、保护电阻 R_b 等组成补偿回路。K_1 为电源开关，K_2 可保持 E_s 和 E_x 相互迅速替换，K_3 作检流计的开关，R_b 是可变电阻箱，用以保护检流计和标准电池。

电位差计的外电路所需配套件，除了电源 E 和标准电池要外配外，其他均已安装在同一木箱内，各部分之间连接导线也成套供应。

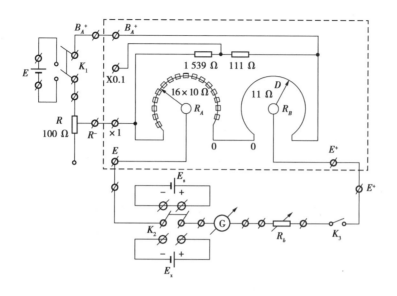

图 11-5 实验连线原理图

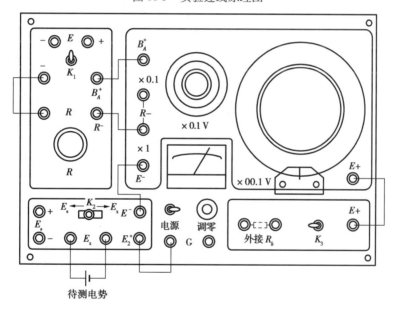

图 11-6 电位差计面板图

四、实训内容及步骤

1. 校准电位差计

使用电位差计之前,先要进行校准,使电流达到规定值。先放好 R_A 和 R_B,使其电压刻度等于标准电池电动势 $E_s = 1.018\ 60$ V,用所附导线将 K_1、K_2、K_3、G、R、R_b 和电位差计等各相应端钮间按原理线路图进行连接,经反复检查无误后,接入工作电源 E、标准电池 E_s 和待测电动势 E_x,合上 K_1、K_3,将 K_2 推向 E_s(间歇使用),并同时调节 R,使检流计无偏转(指零),为了增加检流计灵敏度,应逐步减少 R_b,如此反复开、合 K_2,确认检流计中无电流流过时,则 I_0 已达到规定值。

2. 测量未知电池电动势

如图 11-5 接好电路,按待测电动势的近似值调好 R_A、R_B、R、R_b 先取最大值,K_2 推向 E_x 并同时调电位差计 R_A、R_B 和 R_b 使检流计无偏转(在测 E_x 的步骤中 R 不能变动),此时 R_A 和 R_B 的测盘的读数值即为 E_x 值,测量结束应断开 K_1、K_2、K_3。

重复"校准"与"测量"两个步骤。共对 E_x 测量 3 次,取 E_x 的平均值作为测量结果。

3. 测量干电池内阻 r

①打开 K_2、K_3 将图 11-5 中 E_x 换成图 11-7 所示线路,其余部分不变,R' 为电阻箱。

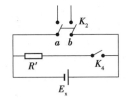

图 11-7

②同上述测量步骤,合上 K_4 测得 R' 两端电压 E'。

由 $E' = E_x - Ir = E_x - \dfrac{E_x}{R' + r} \cdot r$;化简得 $r = \left(\dfrac{E_x}{E'} - 1 \right) R'$

式中　　r——电池内阻,Ω;

　　　　E_x——电池电动势,V;

　　　　E'——K_4 合上时端电压,V;

　　　　R'——与电池并联的电阻箱阻值,Ω。

R' 已知,只要分别测出当开关 K_4 打开和合上时 ab 两端的电压 E_x 和 E',然后代入公式可求得电池内阻。

注意事项:

①不使用本仪器时,检流计一定要短路,否则检流计处于开路状态。

②标准电池只能短时间通过 1 μA 左右的电流,否则将影响标准电池的精度直到造成永久性电动势衰落。所以,校准中要注意选用"R_b",使用 K_2 要短促,以保护标准电池,不能用伏

特计测它的电动势,要防止标准电池震动。

③待测电池不能供给大电流,所以测其内阻时 R' 值不能太小。应先定好 $R' = 100\ \Omega$ 再接入电路。

④实验中只在测量 E' 时才合上开关 K_4,测量完毕立即断开,以免干电池放电过多。

思政小窗口

测量过程中可能出现检流计指针总朝一个方向偏转的现象,或者指针不偏转的现象,需要同学们自己去发现问题,查找原因,在实验过程中培养不断探索、独立思考、解决问题的能力。

五、数据记录与分析

1. 数据记录

表 11-1 测量未知干电池的电动势 E_x

未知电源 E_x 测试次数	电动势值/mV
1	
2	
3	
平均值	

表 11-2 测量干电池内阻

测试次数	E_x 电动势值/mV	E' 电动势值/mV
1		
2		
3		
平均值		

2. 计算

$r = $ _____$\Omega_\circ$

六、思考题

1. 实验中如果发现检流计总往一边偏,无法调到平衡,试分析可能的原因有哪些。

2. 可否用电位差计测 20 mV 的电压,应将倍率挡指向 ×1 还是 ×0.1?

实训项目十二
日光灯电路的连接

一、实训目标

1. 理解日光灯电路工作原理,会连接日光灯电路;
2. 理解提高功率因数的意义,了解提高功率因数的方法;
3. 学会功率表、交流电流表、交流电表的使用。

二、实训器材

功率表、交流电流表、交流电压表各一个,1 μF、2.2 μF、4.2 μF的电容各一个,日光灯灯管、灯管支座、镇流器、启辉器、保险盒、插头、开关、试电笔、剥线钳、导线等。

三、实训原理

1. 日光灯电路的组成

日光灯电路主要由灯管、镇流器、启辉器组成,如图 12-1 所示。

1)日光灯管

灯管是内壁涂有荧光粉的玻璃管,两端有钨丝,钨丝上涂有易发射电子的氧化物。玻璃管抽成真空,然后充入一定量的氩气和少量水银蒸气,氩气具有使灯管易发光、保护电极、延长灯管寿命的作用。

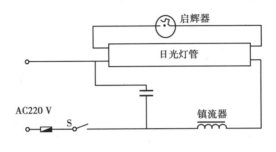

图 12-1　日光灯电路

2)镇流器

镇流器是一个具有铁芯的线圈。在日光灯启动时,它和启辉器配合产生瞬间高压使灯管发光。灯管发光后,镇流器在电路中起降压限流的作用。

3)启辉器

启辉器的外壳是用铝或塑料制成,壳内的小玻璃泡中充有氖气,玻璃泡内有两个电极,其中弯曲的 U 形动触片是由热膨胀系数不同的双金属片(冷态常开触头)制成,如图 12-2 所示。启辉器的作用:灯亮前相当于一个自动开关;灯亮后没有作用。

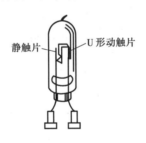

图 12-2　启辉器

2. 日光灯工作原理

当开关 S 闭合后,电源电压加在启辉器静触片和动触片之间,使氖气放电发出辉光。辉光产生的热量被动触片吸收,动触片受热膨胀与静触片接触,电路接通,镇流器、灯管两端灯丝有电流通过(温度可达 $800 \sim 1\ 000\ ℃$),于是灯丝发射热电子,致使管内氩气电离,为灯管导通创造了条件。

当启辉器动触片受热膨胀与静触片接触时,启辉器两极间的电压下降为零,启辉器停止辉光放电,$1 \sim 3\ s$ 后双金属片冷却收缩,触点断开,电路中的电流突然从有到无,变化很快,镇流器产生很大的自感电动势。该电动势与电源电压叠加后加在灯管两端,使管内水银蒸气电离,产生弧光放电,发出紫外线,紫外线照射到管壁的荧光粉上就产生了可见光,灯管点亮。灯管开始发光后,镇流器起降压限流作用,从而保证日光灯正常工作。

3.提高交流电路的功率因数

功率因数 $\cos\varphi$ 是表征交流电路的一个重要参数,它是电路总电压与电流之间相位差角 φ 的余弦,即

$$\cos\varphi = \frac{P}{S} = \frac{P}{UI} \qquad (12\text{-}1)$$

只要测出 P、U、I 代入上式就可算出功率因数 $\cos\varphi$。

日光灯电路相当于一个 RL 串联电路。把日光灯管视为一个电阻 R,整流器可等效为一个纯电感 L 和纯电阻 r 串联而成(图 12-3)。电感性负载的功率因素较低,因此,必须设法提高电感性负载的功率因素。最常用的方法是在电感性负载两端并联一个容量适当的电容器。从图 12-4 可以看出,并联电容器前电路的功率因素较低,并联适当的电容器后,功率因素可大大提高。

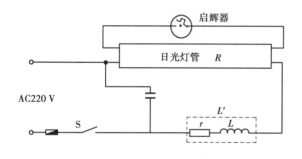

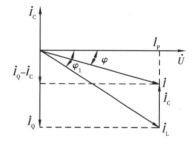

图 12-3 日光灯电路的等效电路 　　　　图 12-4 相量图

思政小窗口

　　本实训使用交流电 220 V,调压器的输出最高可达 250 V,实训过程中要注意用电安全,培养安全意识。同时注意电源连接时区分火线和地线,开关必须接在火线上,培养尊重自然规律和严谨的职业规范意识。

四、实训内容及步骤

1.安装日光灯电路,观察日光灯的发光情况

(1)如图 12-1 接好日光灯电路。

（2）自己先检查电路的连接情况，然后请教师检查，确认电路连接无误，才能用电工胶布将裸露的导线包裹好，最后闭合电源开关。

（3）观察日光灯的启辉过程，观察日光灯的发光情况。

2. 测量日光灯电路并联电容器前的功率因数

（1）如图 12-5 接好电路，将 S_1、S_2、S_3 都断开，分别测量电路总电压 U、总电流 I 及日光灯电路的功率 P，将其记录在表 12-1 中。

（2）计算日光灯电路并联电容器前的功率因数。

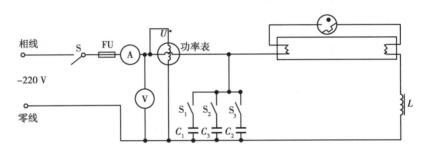

图 12-5　电感性负载与电容器并联

3. 测量日光灯电路并联电容器后的功率因数

（1）将图 12-5 中的 S_1 闭合，S_2、S_3 都断开，分别测量电路总电压 U、总电流 I 及日光灯电路的功率，将其记录在表 12-1 中。

（2）将图 12-5 中的 S_2 闭合，S_1、S_3 都断开，分别测量电路总电压 U、总电流 I 及日光灯电路的功率，将其记录在表 12-1 中。

（3）将图 12-5 中的 S_3 闭合，S_1、S_2 都断开，分别测量电路总电压 U、总电流 I 及日光灯电路的功率，将其记录在表 12-1 中。

五、数据记录与分析

表 12-1　并联电容前后日光灯电路的功率因数

测量项目 测量次数	电容/μF	测量值			计算值
		U/V	I/A	P/W	$\cos \varphi$
1					
2					

测量项目　　　测量次数	电容/μF	测量值			计算值
		U/V	I/A	P/W	$\cos \varphi$
3					
4					

利用式(12-1),分别计算以上4种情况日光灯电路的功率因数 $\cos \varphi$。

注意事项:

①开关和保险只能接在相线(火线)上;电容器与镇流器、日光灯并联。

②线路接好后必须经教师检查,允许后方可接通电源,在操作过程中要注意安全。

③在测量过程中,注意万用表的表挡的选择。

④在拆实训线路时,应先切断电源,再将电容器放电后,最后拆除实训线路。

六、思考题

1. 日光灯点亮后,启辉器还会有作用吗? 为什么? 如果在日光灯点亮前启辉器损坏,此时有何应急措施可以点亮日光灯?

2. 在感性负载两端并联电容 C 可以提高 $\cos \varphi$,是否 C 越大, $\cos \varphi$ 越高呢? 为什么?

3. 当日光灯电路出现下列情况,请你为其诊断,并排除故障。

(1)日光灯灯管两端发红,无法正常发光;

(2)日光灯明暗交替闪烁不定;

(3)日光灯能正常发光,但有"嗡嗡"的交流声。

实训项目十三
三相交流电路电压、电流的测量

一、实训目标

1. 学会三相负载的星形连接和三角形连接；
2. 学会测定三相负载星形连接的线电压、相电压、线电流和相电流；
3. 学会测定三相负载三角形连接的线电压、相电压、线电流和相电流；
4. 通过实验进一步理解星形连接和三角形连接的线电压与相电压、线电流与相电流之间的关系；
5. 通过实验加深对三相四线制电路中性线作用的理解。

二、实训器材

三相负载灯箱(22 V、15 W 灯泡 4 只)、交流电流表(0～500 V)、交流电压表(0～5 A)、万用表、三相开关、三相自耦调压器、DGJ-04 三相灯组。

三、实训原理

1. 三相负载星形连接

当三相负载星形连接时，如图 13-1 所示。若三相电源对称，则有

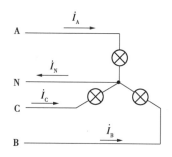

图 13-1　三相负载星形连接有中性线

$$U_{YL} = \sqrt{3}\,U_{YP} \tag{13-1}$$

$$I_{YP} = I_{yL} \tag{13-2}$$

则中性线的电流为

$$\dot{I}_N = \dot{I}_A + \dot{I}_B + \dot{I}_C \tag{13-3}$$

如果三相负载对称,则

$$\dot{I}_N = \dot{I}_A + \dot{I}_B + \dot{I}_C = 0 \tag{13-4}$$

在这种情况下,中性线电流为零,可省去中性线,如图 13-2 所示。

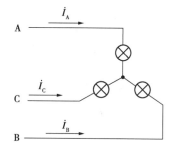

图 13-2　三相负载对称星形连接

如果三相负载不对称,如图 13-3 所示,则

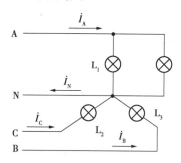

图 13-3　三相不对称负载星形连接

$$\dot{I}_N = \dot{I}_A + \dot{I}_B + \dot{I}_C \neq 0 \qquad (13\text{-}5)$$

这时不能省去中性线。否则就会造成相电压不对称,有的相电压过高,有的相电压过低,使用电器不能正常工作,甚至损坏用电器。可见中性线有非常重要的作用,在三相负载不对称的情况下,它能使各相负载的相电压保持对称。

2. 三相负载三角形连接

当三相负载三角形连接时,如图 13-4 所示。若三相电源对称,则有

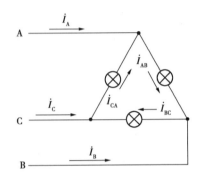

图 13-4 三相负载三角形连接

$$U_{\Delta P} = U_{\Delta L} \qquad (13\text{-}6)$$

$$I_{\Delta L} = \sqrt{3}\, I_{\Delta P} \qquad (13\text{-}7)$$

思政小窗口

三相交流电的连接形式有星形和三角形连接两种,其中,对称的连接方式体现了科学的对称之美,激发学生追求科学真理的兴趣。另外,通过电压电流的测量,学会计算电路的功率,培养学生节能环保的意识。

四、实训内容及步骤

1. 三相对称负载星形连接

①如图 13-5 所示接好电路。

②将三相调压器的输出调到 150 V。

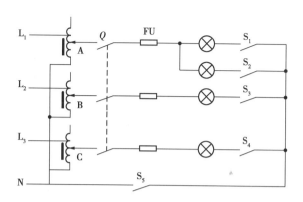

图 13-5　三相负载星形连接的实验电路图

③闭合 Q、S_2、S_3、S_4、S_5，断开 S_1。

④用电压表分别测出线电压 U_{AB}、U_{BC}、U_{AC}，将测量结果记录在表 13-1 中。

⑤用电压表分别测出相电压 U_{AN}、U_{BN}、U_{CN}，将测量结果记录在表 13-1 中。

⑥将 Q 和 S_2 断开，将交流电流表接入电路，然后闭合 Q，测出线电流 I_A。用同样的方法分别测出 I_B、I_C，将测量结果记录在表 13-1 中。

⑦将 Q 和 S_5 断开，将交流电流表跨接在 S_5 两端，然后闭合 S_2、S_3、S_4 和 Q，测出中性线的电流 I_N，将测量结果记录在表 13-1 中。

⑧将 S_5 断开，重复④、⑤、⑥的步骤，测量无中性线时的线电压、相电压、线电流，并将测量结果记录在表 13-1 中。

2. 三相不对称负载星形连接

①如图 13-5 所示接好电路。

②将三相调压器的输出调到 180 V，然后闭合 Q、S_1、S_2、S_3、S_4、S_5。

③用电压表分别测量线电压 U_{AB}、U_{BC}、U_{AC}，并将测量结果记录在表 13-1 中。

④用电压表分别测出相电压 U_{AN}、U_{BN}、U_{CN}，并将测量结果记录在表 13-1 中。

⑤用交流电流分别测量线电流 I_A、I_B、I_C，将测量结果记录在表 13-1 中。

⑥断开 Q 和 S_5，将交流电流表跨接在 S_5 两端，然后闭合 S_1、S_2、S_3、S_4 和 Q，测出中性线的电流 I_N，将测量结果记录在表 13-1 中。

⑦将 S_5 断开，重复③、④、⑤的步骤，测量无中性线时的线电压、相电压、线电流，将测量结果记录在表 13-1 中。

3.三相对称负载三角形连接

①如图 13-6 所示接好电路。

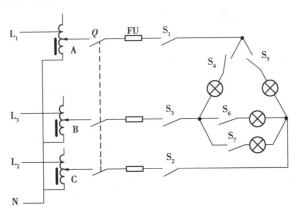

图 13-6 三相负载三角形连接的实验图

②将三相调压器的输出调到 180 V。闭合 Q、S_1、S_2、S_3、S_4、S_5、S_6，断开 S_7。

③用交流电压表分别测出线电压 U_{AB}、U_{BC}、U_{AC}，将测量结果记录在表 13-2 中。

④用交流电流表分别测出线电流 I_A、I_B、I_C 和相电流 I_{AB}、I_{BC}、I_{CA}，将测量结果记录在表 13-2中。

4.不对称三相负载三角形连接

①如图 13-6 所示接好电路。

②将三相调压器的输出调到 180 V,闭合电路中的所有开关,4 盏灯都亮。

③用交流电压表分别测出线电压 U_{AB}、U_{BC}、U_{AC},将测量结果记录在表 13-2 中。

④用交流电流表分别测出线电流 I_A、I_B、I_C 和相电流 I_{AB}、I_{BC}、I_{CA},将测量结果记录在表 13-2中。

注意事项:

①电路必须经指导教师检查后,才能接通电源。

②电路闭合后,不能用手接触电路及电路中的元件,以免发生触电事故。

③注意电压表应并联在被测电路中;而电流表应串联在被测电路中。

五、数据记录与分析

1. 数据记录

表 13-1　三相负载的星形连接

测量项目 \ 电路状态		对称负载		不对称负载	
		有中性线	无中性线	有中性线	无中性线
线电压/V	U_{AB}				
	U_{BC}				
	U_{AC}				
相电压/V	U_{AN}				
	U_{BN}				
	U_{CN}				
线电流/V	I_A				
	I_B				
	I_C				
中性线电流 I_N					

表 13-2　三相负载三角形连接

测量项目 \ 电路状态		对称负载	不对称负载
线电压/V	U_{AB}		
	U_{BC}		
	U_{AC}		
线电流/A	I_A		
	I_B		
	I_C		
相电流/A	I_{AB}		
	I_{BC}		
	I_{CA}		

2. 结论

分析实验结果,可以得出什么结论?

六、思考题

1.三相负载作星形连接,负载对称时,中性线可省去,而负载不对称时,不能省去中性线,为什么?

2.照明电路供电通常采用三相四线制,如果是三相对称照明负载,可否省去中性线,为什么?

实训项目十四
分光计的使用

分光计的使用

一、实训目标

1. 了解分光计的结构；
2. 理解分光计的工作原理；
3. 学会用分光计测定入射光与反射光之间的夹角。

二、实训器材

分光计、双面反射镜、5 V 电源。

三、实训原理

1）原理

分光计是一种测量角度的精密仪器。其基本原理是让光线通过狭缝和聚焦透镜形成一束平行光线，经过光学元件的反射或折射后，进入望远镜物镜，并成像在望远镜的焦平面上，通过目镜进行观察和测量光线的偏转角度，从而得到折射率、波长、色散率、衍射角等光学参量。

2) 结构

分光计的结构如图 14-1 所示,主要由平行光管、望远镜、读数装置和载物台组成。

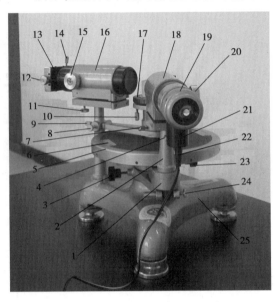

图 14-1 分光计的结构

1. 转座;2. 望远镜支臂;3. 转座止动螺钉;4. 望远镜俯仰螺钉;5. 度盘;6. 游标盘;

7. 载物台锁紧螺钉;8. 游标盘微调手轮;9. 游标盘止动螺钉;10. 载物台调平螺钉;

11. 平行光管俯仰螺钉;12. 狭缝宽度调节手轮;13. 狭缝体;14. 狭缝体紧锁螺钉;

15. 平行光管调焦手轮;16. 平行光管;17. 载物台;18. 望远镜;19. 目镜视度调节手轮;

20. 望远镜调焦手轮;21. 小灯泡;22. 小灯泡直流稳压电源插头;23. 度盘止动螺钉;

24. 望远镜微调螺钉;25. 底座

(1)平行光管。平行光管由狭缝和透镜组成。松螺丝 2 可前后移动狭缝套筒,当狭缝位于透镜的焦平面时,平行光管就射出平行光。旋转狭缝宽度调节螺钉,可以改变狭缝的宽度。

(2)望远镜。望远镜的结构如图 14-2 所示。由物镜、阿贝式自准直目镜和分划板(或叉丝)组成。在分划板下方装有一个小棱镜,棱镜的直角面上,有一个"十"字形通光孔。小灯泡发出的光线经棱镜全反射,其传播方向改变 90°,从"十"字形透光孔射出。调节目镜至合适位置,可在望远镜目镜中看到如图 14-3(a)所示清晰的叉丝像。若分划板处于物镜的焦平面上时,"十"字通光孔射出的光线经过透镜后成为平行光,平行光被垂直于望远镜光轴的平面镜反射回来,成像在分划板上方的十字叉丝上,如图 14-3(b)所示。

望远镜装在支臂上,可以绕其光轴转动,也可以固定在度盘上,绕仪器中心轴旋转。当松开止动螺钉时,度盘与转座可相对转动;当旋紧度盘止动螺钉时,度盘随望远镜绕仪器中心轴旋转。望远镜的光轴可以通过望远镜的高低平调节螺钉、水平调节螺钉和微调螺钉进行调整。

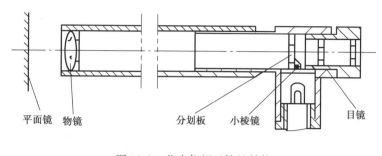

平面镜　物镜　　　　　分划板　小棱镜　　目镜

图 14-2　分光仪望远镜的结构

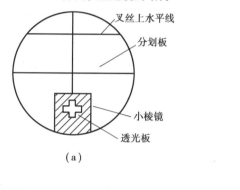

（a）

图 14-3　分光计望远镜的视野

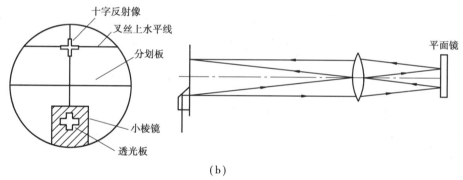

（b）

图 14-3　分光计望远镜的视野

（3）载物台。载物台用来放置分光元件,可以绕仪器中心轴转动和升降。当拧紧载物台锁紧螺钉和游标止动螺钉后,借助立柱上的微调螺钉可对载物台进行微调(旋转)。载物台下面还装有 3 个调平螺钉,用来调节载物台的水平。

（4）读数装置。读数装置由刻度盘和游标盘组成。刻度盘上刻有 720 等份的刻线,最小刻度值为 30′。游标盘上刻有 30 个小格,其分度值为 1′。读数方法和游标卡尺相似。在图 14-4 中,其读为 $116° + 12′ = 116°12′$。

为了消除偏心差,在刻度盘同一直径的两端分别装有游标读数装置,以便在测量时读出两个值,然后取平均值消除偏心差。

望远镜转过的角度 φ 的计算方法:($\theta_{终}$、$\theta_{起}$ 分别为同一个游标终点值和起点值)

①一般情况:$\varphi = \theta_{终} - \theta_{起}$。

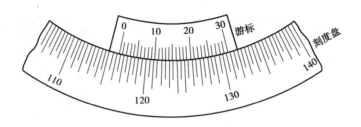

图 14-4　分光仪的读数装置

②如果望远镜沿刻度盘角度增大的方向转动,并经过 360°的位置,则望远镜转过的角度

$$\varphi = \theta_{终} - \theta_{起} = \left| (360° + \theta_{终}) - \theta_{起} \right|。$$

③如果望远镜沿刻度盘角度减小的方向转动,并经过 360°的位置,则望远镜转过的角度

$$\varphi = \theta_{终} - \theta_{起} = \left| (\theta_{终} - 360°) - \theta_{起} \right|。$$

> **思政小窗口**
>
> 分光计是许多光学仪器的基础。2011 年度的上海市科技进步奖中,殷德奎等人凭借"风云三号 B 星红外分光计"获得上海市科技进步一等奖,一份持续 30 年的坚持,激励学生们不畏艰难、不断探索,培养团结奋斗、为国争光的民族精神。

四、实训内容及步骤

1. 调节分光计

调节分光计目的是实现平行光管与望远镜"同轴等高",载物台与仪器主轴垂直,平行光管发出平行光,望远镜能接收平行光。

分光仪调节原则是"先外后内,先粗后细,各半调节"。

(1)把仪器放在水平的桌面上,先用目视法将望远镜和平行光管调到与仪器主轴垂直的位置,使平行光管和望远镜光轴大致水平;再调载物台调平螺钉,使载物台平面与仪器主轴垂直。

(2)使望远镜能接收平行光:

①打开电源开关,点亮照明小灯,调节目镜与叉丝间距离,直至分划板刻度成像清晰;

②将平面镜放到载物台的中心轴上,如图 14-5 所示,即光学平面垂直于载物台两个调平螺钉的连线。

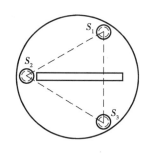

图 14-5　平面反射镜的放置

③松开游标盘止动螺钉,转动载物台,使平面镜偏离望远镜一小角度,让眼睛在望远镜旁边的同一高度,向平面镜看去,能看到平面镜反射的亮"十"字像在望远镜的下部(如果看不到则需要微调载物台下的调节螺钉或望远镜下微调螺钉,直到看到为止)。然后再从目镜中观察,并适当转动游标盘,即可看到一个亮"十"字。旋转望远镜调节手轮,改变望远镜与目镜的距离,将亮"十"字调清晰,此时,望远镜就能接收平行光。

(3)调节望远镜光轴垂直于仪器中心轴:

当望远镜内出现清晰的亮"十"字后,亮"十"字一般不在准确位置,可能与分划上分的十字线有高度差 h,如图 14-6(a)所示。

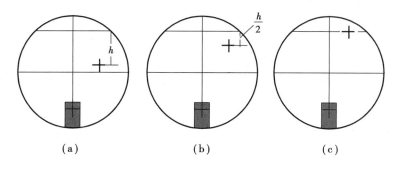

图 14-6　各半调节法调节亮"十"字

①调节载物台调平螺丝 S_1、S_3,使亮"十"字向分划板上线移动一半的距离,如图 14-6(b)所示。

②调节望远镜垂直调节螺丝,使高差完全消除,如图 14-6(c)所示。

③转动载物台,使亮"十"字与分划板上的"士"字叉丝重合。

④将载物台转过 180°,重复①、②的操作,使亮"十"字与分划板上的"士"字叉丝重合。

⑤反复调整,使平面镜的两个反射回来的亮"十"字像都能与分划板上的"士"字叉丝重合。

⑥将双面反射转过镜转过 90°,然后将载物台转动 90°,并调节螺钉 S_2(S_1、S_3 两个螺钉不动)使亮"十"字到达准确位置,这时载物台与仪器的主轴垂直。

（4）调节平行光管产生平行光。

①取下平面镜,开钠灯光源,使平行光管狭缝正对钠灯光。

②望远镜正对平行光管,从望远镜中观察,沿光轴方向前后移动狭缝,直到看到清晰的狭缝像与分划板上的"土"字叉丝无视差。

③从望远镜中观察,调节狭缝的宽度,使其缝宽约 1 mm。

④调整平行光管光轴与仪器主轴垂直。

⑤旋转狭缝,使狭缝像与分划板的竖直线平行,调节平行光管高低调节螺钉,使狭缝像中心与分划板中心重合。

至此,分光计主轴分别与望远镜和平行光管垂直,望远镜与平行光管等高。平行光管能够发出宽窄合适的平行光,望远镜能接收平行光,分光计处于工作状态。

2. 测试分光计望远镜目镜的视角

（1）在调节好分光计水平的基础上,固定载物台、内刻度盘(游标盘)和底座,使它们不再绕着底座转动。然后固定外刻度盘(主刻度盘)和望远镜,使旋转望远镜的同时,外刻度盘同时跟着望远镜一块转动,且保证完全同步,不能发生错位。

（2）测目镜的最大视角。

①将望远镜的亮"十"字叉丝的横线调整到与"土"的下横线对齐,将望远镜亮"十"字叉丝沿着"土"字下横线移最左端,分别读出左游标和右游标的角度 $\theta_{左}$、$\theta_{右}$ 并记录在表 14-1 中。

②将望远镜亮"十"字叉丝沿着"土"字下横线移最右端,分别读出左游标和右游标的角度 $\theta_{左}$、$\theta_{右}$ 并记录在表 14-1 中。

③重复①、②的步骤测试两次,并算目镜的最大视角的平均值。

注意事项:

①分光计是较精密的光学仪器,调节螺钉比较多,在不清楚这些螺钉的作用和用法以前,请不要乱动,也不要随意拧动狭缝,以免损坏分光计。

②在调节平行光管狭缝宽度时,只能在望远镜目镜中看到狭缝像后,边看边调,千万不要损坏刀口。

③不能用手触摸平面镜的面镜,要注意保护。

④操作时,手不要摸刻度盘上的刻度,以免磨损刻度。

⑤使用游标盘或望远镜的微调焦机构后,若需再转动载物台或望远镜,则必须拧松转座止动螺钉、游标盘微调螺钉、游标盘止动螺钉、度盘止动螺钉后再转动,以免损坏仪器。归整

仪器时,松开这 4 颗螺钉。

五、数据记录与分析

1. 数据记录

表 14-1 测量入射光线与反射光线的夹角

数据次数 项目		游标尺的示数				$\theta_1 = \|\theta_左 - \theta'_左\|$ $\theta_2 = \|\theta_右 - \theta'_右\|$	$\overline{\theta_i} = \dfrac{\theta_1 + \theta_2}{2}$	目镜视角的平均值
		$\theta_左$	$\theta_右$	$\theta'_左$	$\theta'_右$			
1	亮十字在目镜左侧					$\theta_1 =$	$\overline{\theta_a} =$	
	亮十字在目镜右侧					$\theta_2 =$		
2	亮十字在目镜左侧					$\theta_1 =$	$\overline{\theta_b} =$	
	亮十字在目镜右侧					$\theta_2 =$		

2. 计算入射光线与反射光线的夹角 $\overline{\theta}$

六、思考题

1. 分光计的双游标读数与游标卡尺的读数有何异同点?

2. 调节望远镜时,若平面镜反射的亮"十"字在向分划板"土"叉丝的上方,而载物台转 180°后,亮"十"字在分划板"土"叉丝的下方,应如何调整?

3. 调节望远镜时,若平面镜反射的亮"十"字在向分划板"土"叉丝的上方,而载物台转 180°后,亮"十"字仍在"土"分划板叉丝的上方,应如何调整?

实训项目十五
测定三棱镜的折射率

测定三棱镜的折射率

一、实训目标

1. 熟悉分光计的调节；

2. 学会用分光计测定棱镜顶角、最小偏向角；

3. 学会测定三棱镜的折射率。

二、实训器材

分光计及其附件、玻璃三棱镜、钠光灯。

三、实训原理

1. 分光计的结构

分光计的结构如图 14-1 所示。

2. 测折射率的原理

如图 15-1 所示，三角形 ABC 表示棱镜的横截面，AB 和 AC 是棱镜的两个折射面，其夹角 α 称为三棱镜的顶角；BC 为底面，是毛玻璃。光线以入射角 i_1 投射到棱镜的 AB 面上，经两个面折射后,以 γ_2 角从 AC 面上出射。出射光线和入射光线的夹角 δ 称为偏向角。δ 的大小随入射角 i_1 而改变。从理论上可以证明,当 $i_1 = \gamma_2$ 时,偏向角为极小值 δ_{min},称为棱镜的最小偏向角。它和棱镜顶角 α 与折射率 n 之间有如下关系:

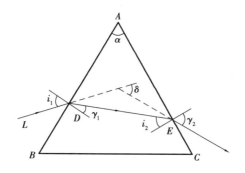

图 15-1　三棱镜的折射

$$n = \frac{\sin \dfrac{\alpha + \delta_{min}}{2}}{\sin \dfrac{\alpha}{2}} \quad\quad (15\text{-}1)$$

用分光仪分别测出棱镜顶角 α 和最小偏向角 δ_{min},即可求出棱镜的折射率 n。

思政小窗口

　　三棱镜对光有色散的作用,可将一束白光分解为不同颜色的七色光,通过这个现象,可以领悟到人和事物也是多维度的,不应单一、片面地看待事物,要培养多维度分析问题、解决问题的思维。

四、实训内容及步骤

1. 调节分光计

　　调节分光计的平行光管与望远镜"同轴等高",载物台与仪器主轴垂直,平行光管发出平行光,望远镜能接收平行光。调节方法见实训项目十四。

2. 用自准法测定三棱镜顶角的补角

　　①如图 15-2 所示,将三棱镜放在载物台上。

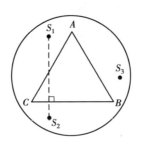

图 15-2　放置三棱镜

②如图 15-3 所示,转动望远镜,使其正对三棱镜 AB 面,调节载物台上的螺钉 S_3 使亮"十"字像与分划板上的"十"字叉丝重合。

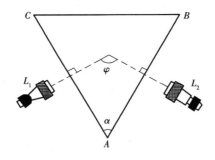

图 15-3　测定三棱镜顶角的补角

③转动望远镜,使其正对三棱镜 AC 面,调节载物台上的螺钉 S_1,使亮"十"字像与分划板上的"十"字叉丝重合。

④重复②、③的操作,反复调几次,直到仪器达到自准。

⑤转动望远镜到 L_1 位置,亮"十"字与分划板"十"字叉丝的竖直线重合,则读出左右两个游标尺的度数 $\theta_左$、$\theta_右$,并记录在表 15-1 中。

⑥转动望远镜到 L_2 位置,亮"十"字与分划板"十"字叉丝的竖直线重合,则读出左右两个游标尺的度数 $\theta'_左$、$\theta'_右$,并记录在表 15-1 中。

3. 用反射法测定棱镜的最小偏向角

对给定的三棱镜,其顶角 A 不变。当照射光的波长一定时,其折射率 n 也不变,而偏向角随入射角而变。因此转动三棱镜,改变入射角,出射光线的方向也随之改变,即偏向角发生变化。沿偏向角减小的方向继续缓慢转动三棱镜,使偏向角逐渐减小;当转到某个位置时,若再继续沿此方向转动,偏向角又将逐渐增大,此位置的偏向角最小值,称为最小偏向角,用 $\delta_{\min}$ 表示。可以证明,此时入射角等于出射角。

①如图 15-4 所示,转动载物台使平行光管与 AC 面的夹角大约为 30°。开启钠光,照亮狭缝。

②先用眼睛找到出射光线,再用望远镜跟踪,缓慢转动载物台,使出射光线向入射光方向靠近,即偏向角减小,如图15-5所示。若继续转动载物台,出射光线将反向移动,即偏向角增大,当出射光线刚要反向移动时的出射角为最小偏向角。

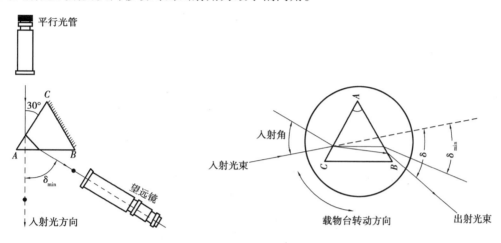

图15-4　测定棱镜的最小偏向角　　　　　图15-5　测定棱镜的最小偏向角

③分别向顺时针和逆时针缓慢转动载物台,准确找出光线刚要反向移动的位置,固定载物台,使分划板"十"字叉丝的竖直线对准出射光线中央。此时拧紧望远镜止动螺钉,调节望远镜微调螺钉,使"十"字叉丝的竖直准确对准最出射光线正中,将两个游标尺的度数 $\theta_左$、$\theta_右$ 记录在表15-2中。

④取下三棱镜,将望远镜转到入射光线的方向,使分划板"十"字叉丝的竖直线对准入射光线,将左右两个游标尺的度数 $\theta'_左$、$\theta'_右$ 记录在表15-2中。

⑤重复①—④的操作再测一次。

注意事项:

①分光计是较精密的光学仪器,调节螺钉比较多,在不清楚这些螺钉的作用和用法以前,请不要乱动,也不要随意拧动狭缝,以免损坏分光计。

②在调节平行光管狭缝宽度时,只能在望远镜目镜中看到狭缝像后,边看边调,千万不要损坏刀口。

③不能用手触摸平面镜的面镜及三棱镜的 AB、AC 光学表面,要注意保护。

④操作时,手不要摸刻度盘上的刻度,以免磨损刻度。

⑤使用游标盘或望远镜的微调焦机构后,若需再转动载物台或望远镜,则必须拧松转座止动螺钉、游标盘微调螺钉、游标盘止动螺钉、度盘止动螺钉后再转动,以免损坏仪器。归整仪器时,松开这4颗螺钉。

五、数据记录与分析

1. 测量数据

表 15-1　测量三棱镜顶角的补角

数据 次数	项目	游标尺的示数				$\theta_1 = \lvert \theta_{左} - \theta'_{左i} \rvert$ $\theta_2 = \lvert \theta_{右} - \theta'_{右} \rvert$	$\overline{\theta_i} = \dfrac{\theta_1 + \theta_2}{2}$	$\overline{\varphi} = \dfrac{\overline{\theta_1} + \overline{\theta_2}}{2}$
		$\theta_{左}$	$\theta_{右}$	$\theta'_{左}$	$\theta'_{右}$			
1	望远镜在 L_1					$\theta_1 =$	$\overline{\theta_1} =$	
	望远镜在 L_2					$\theta_2 =$		
2	望远镜在 L_1					$\theta_1 =$	$\overline{\theta_2} =$	
	望远镜在 L_2					$\theta_2 =$		

表 15-2　测量三棱镜的最小偏向角

数据 次数	项目	游标尺的示数				$\delta_{min1} = \lvert 1\varphi_{左} - \varphi'_{左} \rvert$ $\delta_{min2} = \lvert 1\varphi_{右} - \varphi'_{右} \rvert$	$\overline{\delta}_{min}i = \dfrac{\delta_{min1} + \delta_{min2}}{2}$	$\overline{\delta}_{min} = \dfrac{\overline{\delta}_{min1} + \overline{\delta}_{min2}}{2}$
		$\varphi_{左}$	$\varphi_{右}$	$\varphi'_{左}$	$\varphi'_{右}$			
1	望远镜 位于 δ_{min}					$\delta_{min1} =$	$\overline{\delta}_{min1} =$	
	望远镜在入 射光方向					$\delta_{min2} =$		
2	望远镜 位于 δ_{min}					$\delta_{min1} =$	$\overline{\delta}_{min2} =$	
	望远镜在入 射光方向					$\delta_{min2} =$		

2. 计算

（1）计算三棱镜的顶角 $\overline{A} = 180° - \overline{\varphi} =$ _____。

（2）计算三棱镜的最小偏向角，将其填在表 15-2 中。

（3）计算三棱镜的折射率

$$\overline{n} = \frac{\sin\dfrac{\overline{A} + \overline{\delta}_{\min}}{2}}{\sin\dfrac{\overline{A}}{2}} = \underline{\hspace{4cm}}$$

六、思考题

1. 分光计的双游标读数与游标卡尺的读数有何异同点？

2. 调节望远镜时，若平面镜反射的亮"十"字在向分划板叉丝的上方，而载物台转 180°后，亮"十"字在分划板叉丝的下方，应如何调整？

3. 调节望远镜时，若平面镜反射的亮"十"字在向分划板叉丝的上方，而载物台转 180°后，亮"十"字仍在分划板叉丝的上方，应如何调整？

实训项目十六
用衍射光栅测定光的波长

衍射光栅测量

光的波长

一、实训目标

1. 进一步熟悉分光计的调整和使用；

2. 学会用分光计观察光的衍射现象；

3. 学会用衍射光栅测量光的波长。

二、实验器材

分光计、透射光栅、汞灯等。

三、实验原理

1. 分光计

分光计的原理和结构如实训项目十四所示。

2. 用衍射光栅测光的波长

光栅是一种由平行、等宽、等间隔的多个狭缝组成的光学元件，如图 16-1（a）所示。a

表示每一狭缝的宽度;d 表示相邻两狭缝之间的距离,$a+b$ 称为光栅常数,用 d 表示,即 $d = a + b$。

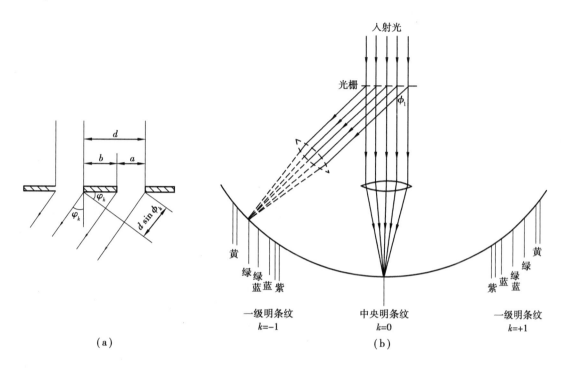

图 16-1　光栅衍射光谱示意图

当用平行光垂直照射光栅的狭缝如图 16-1(b)所示。由于衍射,透过狭缝的光向各方向传播,经过透镜会聚在透镜焦平面上,产生干涉,形成衍射光谱。根据夫琅禾费衍射理论,衍射光谱明条纹满足的条件

$$d \sin \varphi = \pm k\lambda \quad (k = 0,1,2,3,\cdots) \tag{16-1}$$

式中　　d——光栅常数;

　　　　φ——衍射角;

　　　　λ——照射光的波长;

　　　　k——明纹级数。$k = 0$ 的谱线称为零级谱线,其他谱线对称分布在零级谱线两侧。如果照射光含有各种波长,则除中央明纹外,对同一级谱线,对不同波长的光,其衍射角不同,色光线出现的位置也不同。于是在中央明纹两侧,按波长不同对称分布着彩色条纹,即衍射光谱。

如果已知光栅常数 d,通过实验测量某谱线的衍射角和对应的明条纹级数,利用式(16-1)即可算出照射光的波长。反之,如果已知光的波长,可求出光栅常数。

思政小窗口

光的衍射理论在现代光学中发挥了很大作用,人们经历了较长的时间才逐渐认识光的衍射规律。了解光的衍射现象研究史,可以培养积极探索、勇于创新的科学精神。

四、实训内容及步骤

1. 调节分光计

使望远镜和平行光管的光轴与仪器的转轴垂直,平行光管出射平行光,望远镜能接收平行光,具体的操作步骤参照实训项目 13。

2. 调节光栅

(1)如图 16-2 所示,将光栅安装在载物台上,使光栅平面与平行光管轴线垂直,如图 16-3 所示。

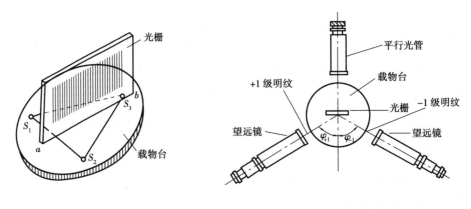

图 16-2　光栅的位置　　　　　图 16-3　测量衍射谱线

(2)调节平行光管的狭缝与光栅刻痕平行。转动望远镜,观察衍射光谱的分布情况,注意中央明纹两侧的衍射光谱是位于同一水平面。如果有高低的变化,说明狭缝与光栅刻痕不平行。调节与光栅在一条直线上的载物台调平螺钉,直到中央明纹两侧的衍射光谱在同一水平面上。

3. 测汞灯光谱中紫色、蓝色、绿色、黄色谱线的衍射角

(1)观察汞灯的衍射光谱,找准紫色、蓝色、绿色、黄色谱线 ±1 级明纹的位置。

（2）如图 16-3 所示，将望远镜分别对准紫色、蓝色、绿色、黄色（双黄线外侧黄线）谱线的 ±1 级明纹（可调节望远镜微动螺钉，精确找准谱线位置），读出左右两个游标的示数，并将数据记录在表16-1 中。

注意事项：

①分光计是较精密的光学仪器，要加倍爱护，不能在止动螺钉锁紧时强行转动望远镜，也不要随意拧动狭缝。

②光栅是精密光学器件，严禁用手触摸刻痕，注意轻拿轻放，以免弄脏或损坏。

③在测量数据前务须检查分光仪的几个制动螺钉是否锁紧，若未锁紧，测量数据不可靠。

④测量中应正确使用望远镜转动的微调螺钉，以便准确测量。

⑤汞灯紫外线很强，不能直观，以避免伤害眼睛。

⑥汞灯关闭后，不能立即打开，等其温度下降后（大约 10 min）再开，否则将损坏汞灯。

五、数据记录与分析

1. 测量数据

表 16-1　一级明纹衍射角的测量数据

数据 谱线	项目	游标尺的示数				$\theta_1 = \lvert\theta_{左}-\theta'_{左}\rvert$ $\theta_1 = \lvert\theta_{右}-\theta'_{右}\rvert$	$\varphi_+ + \varphi_- =$ $\frac{1}{2}(\theta_1+\theta_2)$	衍射角 $\varphi = \dfrac{\varphi_+ + \varphi_-}{2}$
		$\theta_{左}$	$\theta_{右}$	$\theta'_{左}$	$\theta'_{右}$			
紫光	望远镜在 +1					$\theta_1 =$		
	望远镜在 −1					$\theta_2 =$		
蓝光	望远镜在 +1					$\theta_1 =$		
	望远镜在 −1					$\theta_2 =$		
绿光	望远镜在 +1					$\theta_1 =$		
	望远镜在 −1					$\theta_2 =$		
双黄线 （外侧黄线）	望远镜在 +1					$\theta_1 =$		
	望远镜在 −1					$\theta_2 =$		

2. 计算光栅常数

已知绿光的公认值 $\lambda_{绿} = 546.07$ nm，则光栅常数$(a+b) = $ _____。

3. 将光栅常数$(a+b)$代入光栅方程计算

(1)紫光的波长 $\lambda_{紫}$ = _____ ；

(2)蓝光的波长 $\lambda_{蓝}$ = _____ ；

(3)黄光的波长 $\lambda_{黄}$ = _____ 。

六、思考题

1. 若使相邻谱线分得更开,该实验应如何改进?

2. 若用白光照射光栅,能观察到什么现象? 为什么?

附 录

附录一 常用物理常数

物理量	常 数
万有引力恒量	$G = 6.672 \times 10^{-11} \ \mathrm{N \cdot m^2/kg}$
重力加速度	$g = 9.806 \ 65 \ \mathrm{m/s^2}$
真空中光速	$C = 2.997 \ 924 \ 58 \times 10^8 \ \mathrm{m/s}$
真空中介电常数	$\varepsilon_0 = 8.854 \ 187 \ 818 \times 10^{-12} \ \mathrm{c/(N \cdot m^2)}$
阿伏加德罗常数	$N_0 = 6.022 \ 045 \times 10^{23} /\mathrm{mol}$
普适气体常数	$R = 8.314 \ 41 \ \mathrm{J/(mol \cdot K)}$
波尔兹曼常数	$k = 1.380 \ 662 \times 10^{-23} \ \mathrm{J/k}$
绝对零度	$0\mathrm{K} = -273.15 \ \mathrm{℃}$
理想气体 1 摩尔分子体积	$V_0 = 22.413 \ 83 \times 10^{-3} \ \mathrm{m^3/mol}$
标准大气压	$P_0 = 1.013 \times 10^5 \ \mathrm{Pa}$
电子电量	$e = 1.602 \ 189 \times 10^{-19} \ \mathrm{C}$
电子静止质量	$m_e = 9.109 \ 534 \times 10^{-31} \ \mathrm{kg}$
质子静止质量	$m_p = 1.672 \ 6 \times 10^{-27} \ \mathrm{kg}$
中子静止质量	$m_n = 1.674 \ 9 \times 10^{-27} \ \mathrm{kg}$
原子质量单位	$u = 1.660 \ 565 \ 5 \times 10^{-27} \ \mathrm{kg}$
普朗克恒量	$h = 6.626 \ 176 \times 10^{-34} \ \mathrm{J \cdot s}$

续表

物理量	常　　数
波尔第一轨道半径	$\gamma_0 = 0.529 \times 10^{-10}$ m
静电力恒量	$k = 8.987\,776 \times 10^9$ N $\cdot$ m^2/C^2
电子伏特	1 eV $= 1.60 \times 10^{-19}$ J

附录二　国际单位制

国际单位制是1960年第11届国际计量大会通过的,其国际代号为 SI。它由 SI 基本单位、SI 辅助单位、SI 导出单位所组成。

1. SI 的基本单位

量的名称	单位名称	单位符号	
		中文	国际
长度	米	米	m
质量	千克(公斤)	千克(公斤)	kg
时间	秒	秒	s
电流	安培	安	A
热力学温度	开尔文	开	K
物质的量	摩尔	摩	mol
发光强度	坎德拉	坎	cd

2. SI 的辅助单位

量的名称	单位名称	单位符号	
		中文	国际
平面角	弧度	弧度	rad
立体角	球面度	球面度	sr

3. SI 中具有专门名称的导出单位

量的名称	单位名称	单位符号		用国际制基本单位表示的关系式
		中文	国际	
频率	赫兹	赫	Hz	s^{-1}
力	牛顿	牛	N	$m \cdot kg \cdot s^{-2}$
压力、压强	帕斯卡	帕	Pa	$m^{-1} \cdot kg \cdot s^{-2}$
能、功、热量	焦耳	焦	J	$m^2 \cdot kg \cdot s^{-2}$
功率	瓦特	瓦	W	$m^2 \cdot kg \cdot s^{-3}$
电量、电荷	库仑	库	C	$A \cdot s$
电势、电压、电动势	伏特	伏	V	$m^2 \cdot kg \cdot s^{-3} \cdot A^{-1}$
电容	法拉	法	F	$m^{-2} \cdot kg^{-1} \cdot s^4 \cdot A^2$
电阻	欧姆	欧	Ω	$m^2 \cdot kg \cdot s^{-3} \cdot A^{-2}$
电导	西门子	西	S	$m^{-2} \cdot kg^{-1} \cdot s^3 \cdot A^2$
磁通量	韦伯	韦	Wb	$m^2 \cdot kg \cdot s^{-2} \cdot A^{-1}$
磁感应强度	特斯拉	特	T	$kg \cdot s^{-2} \cdot A^{-1}$
电感	亨利	亨	H	$m^2 \cdot kg \cdot s^{-2} \cdot A^{-2}$
光通量	流明	流	lm	$cd \cdot sr$
光照度	勒克斯	勒	lx	$m^{-2} \cdot cd \cdot sr$
放射性强度	贝可勒尔	贝可	Bq	s^{-1}
吸收剂量	戈瑞	戈	Gy	$m^2 \cdot s^{-2}$
黏滞系数	帕斯卡秒	帕·秒	Pa · s	$m^{-1} \cdot kg \cdot s^{-1}$
力矩	牛顿米	牛·米	N · m	$m^2 \cdot kg \cdot s^{-2}$
表面张力	牛顿每米	牛/米	N/m	$kg \cdot s^{-2}$
能量密度	焦耳每立方米	焦/米^3	J/m^3	$m^{-1} \cdot kg \cdot s^{-2}$
电场强度	伏特每米	伏/米	V/m	$m \cdot kg \cdot s^{-3} \cdot A^{-1}$
介电常数	法拉每米	法/米	F/m	$m^{-3} \cdot kg^{-1} \cdot s^4 \cdot A^2$

附录三　用于构成十进制倍数或分数的词头名称和国际符号

倍数或分数	词头名称	国际符号
10^{24}	尧[它]	Y
10^{21}	泽[它]	Z
10^{18}	艾[可萨]	E
10^{15}	拍[它]	P
10^{12}	太[拉]	T
10^{9}	吉[咖]	G
10^{6}	兆	M
10^{3}	千	k
10^{2}	百	h
10^{1}	十	da
10^{-1}	分	d
10^{-2}	厘	c
10^{-3}	毫	m
10^{-6}	微	μ
10^{-9}	纳[诺]	n
10^{-12}	皮[可]	p
10^{-15}	飞[母托]	f
10^{-18}	阿[托]	a
10^{-21}	仄[普托]	z
10^{-24}	幺[科托]	y

附录四　希腊字母表

大写	小写	大写	小写
A	α	N	ν
B	β	Ξ	ξ
Γ	γ	O	o
Δ	δ	Π	π
E	ε	P	ρ
Z	ζ	Σ	σ
H	η	T	τ
Θ	θ	Υ	υ
I	ι	Φ	φ
K	κ	X	χ
Λ	λ	Ψ	ψ
M	μ	Ω	ω

参考文献

[1] 梅滨. 医用物理[M]. 2版. 北京：人民卫生出版社，2018.

[2] 黄志高. 大学物理实验[M]. 3版. 北京：高等教育出版社，2020.

[3] 尹国盛，张忠锁，郭富强. 大学物理实验教程[M]. 北京：高等教育出版社，2018.

[4] 周建莉. 医用物理实验教程[M]. 云南：云南大学出版社，2018.

[5] 王亚平，王昌军. 医用物理学实验[M]. 2版. 北京：科学出版社，2017.

[6] 魏杰. 医用物理学实验[M]. 2版. 合肥：中国科学技术大学出版社，2013.

[7] 江键，廖新华，曾召利. 医用物理学[M]. 2版. 北京：高等教育出版社，2019.